中医适宜技术操作入门丛书

图解

子午流注针法

⦿ 总主编　张伯礼

⦿ 副总主编　郭义　王金贵

⦿ 主编　赵雪

中国健康传媒集团

中国医药科技出版社

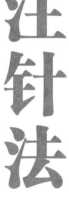

U0207085

内 容 提 要

　　本着"看得懂、学得会、用得上"的编写原则，本书重点突出子午流注针法的临床操作技术及相关知识。全书图文并茂，方便实用。读者还可扫描二维码进入子午流注针法开穴运算系统进行速查，适于广大针灸临床工作者、基层医师及中医爱好者参考使用。

图书在版编目（CIP）数据

图解子午流注针法 / 赵雪主编 . —北京：中国医药科技出版社，2017.11
（中医适宜技术操作入门丛书）
ISBN 978-7-5067-9560-9

Ⅰ . ①图… Ⅱ . ①赵… Ⅲ . ①子午流注－温针疗法－图解 Ⅳ . ① R224.3-64 ② R245.31-64

中国版本图书馆 CIP 数据核字（2017）第 208550 号

美术编辑　陈君杞
版式设计　也　在

出版　**中国健康传媒集团** | 中国医药科技出版社
地址　北京市海淀区文慧园北路甲 22 号
邮编　100082
电话　发行：010 - 62227427　邮购：010 - 62236938
网址　www.cmstp.com
规格　710 × 1000mm $\frac{1}{16}$
印张　12 $\frac{1}{4}$
字数　161 千字
版次　2017 年 11 月第 1 版
印次　2024 年 1 月第 4 次印刷
印刷　三河市万龙印装有限公司
经销　全国各地新华书店
书号　ISBN 978-7-5067-9560-9
定价　**36.00 元**

获取新书信息、投稿、为图书纠错，请扫码联系我们。

王序

中医药是中国古代科学技术的瑰宝，是打开中华文明宝库的钥匙。一直以来，中医药以独特的理论、独特的技术在护佑中华民族健康中发挥着独特的作用。正如习近平总书记在全国卫生与健康大会上所强调的，中医药学是我国各族人民在长期生产、生活和同疾病做斗争中逐步形成并不断丰富发展的医学科学，是我国具有独特理论和技术方法的体系。

"千淘万漉虽辛苦，吹尽狂沙始见金。"从针刺到艾灸，从贴敷到推拿，从刮痧到拔罐，这些技术经过历史的筛选，成为中医药这个宝库中的珍宝，以其操作便捷、疗效独特、安全可靠受到历代医家的青睐，并深深地融入人民群众的日常生活中。这些独特的技术不仅成为中医药独特的标识基因，更成为人民群众养生保健、疗病祛疾的重要选择。

党的十八大以来，以习近平同志为核心的党中央把中医药提升到国家战略高度、作为建设健康中国的重要内容，提出了一系列振兴发展中医药的新思想、新论断、新要求，谋划和推进了一系列事关中医药发展的重大举措，出台了《中华人民共和国中医药法》，印发了《中医药发展战略规划纲要（2016—2030年）》，建立了国务院中医药工作部际联席会议制度，发表了《中国的中医药》白皮书，推动中医药从认识到实践的全局性、深层次的变化。

刚刚胜利闭幕的党的十九大，作出了"坚持中西医并重，传承发展中医药事业"的重大部署，充分体现了以习近平同志为核心的党中央对中医药工作的高度重视和亲切关怀。这为我们在新时代推进中医药振兴发展提供了遵循、指明了方向。

习近平总书记指出，坚持中西医并重，推动中医药与西医药协调发展、相互补充，是我国卫生与健康事业的显著优势。近年来，我们始终坚持以人民为中心的发展思想，按照深化医改"保基本、强基层、建机制"的要求，在基层建立中医馆、国医堂，大力推广中医适宜技术，提升基层中医药服务能力。截至 2016 年底，97.5% 的社区卫生服务中心、94.3% 的乡镇卫生院、83.3% 的社区卫生服务站和 62.8% 的村卫生室能够提供中医药服务。"十三五"以来，我们启动实施了基层中医药服务能力提升工程"十三五"行动计划，把大力推广中医适宜技术作为工作重点，并提出了新的更高的要求。

在世界中医药学会联合会中医适宜技术评价与推广委员会、中国健康传媒集团和天津中医药大学的大力支持下，张伯礼院士、郭义教授组织专家对 21 种中医适宜技术进行了系统梳理，包括拔罐疗法、推拿罐疗法、皮肤针疗法、火针疗法、刮痧疗法、耳针疗法、电针疗法、水针疗法、微针疗法、皮内针疗法、子午流注针法、刺络放血疗法、穴位贴敷疗法、穴位埋线疗法、艾灸疗法、自我康复推拿、小儿推拿、推拿功法、伤科病推拿、内科病推拿、食养食疗法，从基础理论、技法介绍、临床应用等方面详细加以阐述，编纂成《中医适宜技术操作入门丛书》。该丛书理论性、实用性、指导性都很强，语言通俗，图文并茂，还配有操作视频，适合基层医务工作者和中医爱好者学习使用。

希望这套丛书能够让中医适宜技术"飞入寻常百姓家"，更好地造福人民群众健康，为健康中国建设作出贡献。

国家卫生计生委副主任
国家中医药管理局局长
中华中医药学会会长
2017 年 10 月

张序

2016 年 8 月，全国卫生与健康大会在北京召开。这是新世纪以来，具有里程碑式的卫生工作会议，吹响了建设健康中国的号角。习近平总书记出席会议并发表重要讲话。他强调，没有全民健康，就没有全面小康。要把人民健康放在优先发展的战略地位，以普及健康生活、优化健康服务、完善健康保障、建设健康环境、发展健康产业为重点，加快推进健康中国建设，为用中国式办法解决世界医改难题进行了具体部署。

习近平总书记指出，在推进健康中国建设的过程中，要坚持中国特色卫生与健康发展道路。预防为主，中西医并重，推动中医药和西医药相互补充、协调发展，努力实现中医药健康养生文化的创造性转化、创新性发展。中医药要为健康中国建设贡献重要力量。

中医药学是中华民族在长期生产与生活实践中认识生命、维护健康、战胜疾病的经验总结，是中国特色卫生与健康的战略资源。广大人民群众在数千年的医疗实践中，积累了丰富的防病治病经验与方法，形成了众多有特色的中医实用适宜技术。前几十年，由于以药养医引致过度检查、过度医疗，使这些适宜技术被忽视，甚至丢失。这些技术简便验廉，既可以治病，也可以防病保健；既可以在医院使用，也可以在社区家庭应用，在健康中国的建设中大有可为，特别是对基层医疗单位具有重要的实用价值。

记得 20 世纪六七十年代有一本书，名为《赤脚医生手册》，这本深紫色塑料皮封面的手册，出版后立刻成为风靡全国的畅销书，赤脚医生几乎人手一册。从常见的感冒发热、腹泻到心脑血管疾病和癌症；从针灸技术操作、中草药到常用西药，无所不有。在长达 30 年的岁月里，《赤脚医生手册》不仅在经济不发达的缺医少药时代为我们国家培养了大量赤脚医生和基层工作人员，解决了几亿人的医疗问题，立下汗马功劳，这本书也可以说是全民健康指导手册。

编写一套类似《赤脚医生手册》的中医适宜技术丛书是我多年的夙愿。现在在医改深入进程中，恰逢其时。因此，我们组织天津中医药大学有关专家，在世界中医药学会联合会中医适宜技术评价和推广委员会、中国针灸学会刺络与拔罐专业委员会的大力协助下，在中国医药科技出版社的支持策划下，对千百年来医家用之有效、民间传之已久的一些中医适宜技术做了比较系统的整理，并结合医务工作者的长期实践经验，精心选择了 21 种中医适宜技术，编撰了这套《中医适宜技术操作入门丛书》。

丛书总体编写的原则是：看得懂，学得会，用得上。所选疗法疗效确实，安全性好，针对性强，重视操作，力求实用，配有技术操作图解，清晰明了，图文并茂，并把各技术操作方法及要点拍成视频，扫二维码即可进入学习。本丛书详细介绍了各种技术的操作要领、操作流程、适应证和注意事项，以及这些技术治疗的优势病种，使广大读者可以更直观地学习，可供各级医务工作者及广大中医爱好者选择使用。当然，书中难免会有疏漏和不当之处，敬请批评指正，以利再版修正。

中国工程院院士

天津中医药大学校长　　　张伯礼

中国中医科学院院长

2017 年 7 月

前言

中医是中华民族在长期的生产与生活实践中认识生命、维护健康、战胜疾病的宝贵经验总结。广大人民群众在数千年的医疗实践中积累了丰富的防病治病的方法，从而形成了众多中医特有的实用疗法。它们是我国传统医学宝库中的一大瑰宝，也是中医学的重要组成部分。

为了继承和发扬这些中医特有的宝贵经验，普及广大民众的医学保健知识，满足广大民众不断增长的自我保健需求，中国医药科技出版社和世界中医药学会联合会组织有关专家，根据中医药理论，对千百年来民间传之已久、医家用之于民、经实践反复验证而使用至今的一些中医实用技术做了系统整理，并结合医务工作者们的长期实践经验，精心选择了 21 种中医实用疗法，编撰了这套《中医适宜技术操作入门丛书》。

本丛书所选疗法疗效确实，针对性强，有较高的实用价值。本着"看得懂，学得会，用得上"的原则，我们在编写过程中重视实用和操作，文中配有操作技术的图解，语言表达生动具体、清晰明了，力求做到图文并茂，并把各技术操作方法及要点拍成视频，主要阐述它们的技术要领、规程、适应证和注意事项，使广大读者可以更直观更简便地学习各种技术的具体操作流程。这些适宜技术不但能够保健治病，在关键时刻还可以救急保命，具有疗效显著、取材方便、经济实用、操作简便、不良反应少等特点，非常适合基层医疗机构推广普及，有的疗法老百姓也可以在医生的指导下用来自我治病和保健。

　　作者在编写本丛书过程中得到了世界中医药学会联合会和中国医药科技出版社的大力支持，中医界众多同道也提出了许多有建设性的建议和指导，由于条件有限，未能一一列出，在此我们深表谢意。由于编者水平有限，书中难免会有疏漏和不当之处，敬请批评指正。

丛书编委会

2017 年 7 月

编写说明

　　子午流注针法是以时间为条件，根据人体经脉气血流注次序，结合阴阳、五行、天干、地支等学说而形成的循经按时取穴的独特针法。其理论源于《黄帝内经》的天人相应、气血按时流注、因时制宜等思想，体现了干支学说在中医针灸学中的具体应用。该方法用穴精简，疗效显著，在针灸临床实践中被广泛应用。

　　本书为《中医适宜技术操作入门丛书》之一，采用图文并茂的形式对子午流注针法进行了介绍，以满足广大针灸临床工作者和针灸爱好者的学习需求。

　　本书分为基础篇、技法篇和临床篇三部分内容。基础篇主要介绍子午流注针法的意义、历史源流、基本理论、所用穴位及基本应用方法；技法篇介绍了干支推算法、纳甲法和纳子法两种开穴方法及毫针基本操作方法；临床篇在收集了大量临床资料的基础上，选择了该疗法治疗效果较好的 29 种病证进行了介绍。

　　本书主要有以下特点。

　　1. 在编写内容上，本书在基本开穴法的基础上，增加了两种纳甲法的补穴方法；在腧穴定位和毫针操作方面均以相关的国家标准为指导进行编写，以确保内容的规范性和专业性；由于本法是基于脏腑经脉的气血流注时辰来选穴治疗，故在临床篇先简要介绍了脏腑病证的辨治要点及逐日按时取穴方法，以期为本法的使用提供一定指导，再以病案形式展现了其在临床各科的应用情况。

2. 在编写形式上，本书力求增强可读性，故以表格形式呈现子午流注针法中的干支推算及开穴等内容，并配以大量图片，清晰地展现了腧穴定位及毫针操作步骤，深入浅出，明了易懂。

感谢张翔宇、余楠楠、洪寿海、张溟忠为本书图片拍摄做出的贡献。本书在编写过程中，因编写者的经验和水平有限，难免存在不足之处，恳请同道及读者提出宝贵意见，以便今后修订完善。

编　者
2017 年 6 月

目录
CONTENTS

001~036

基础篇

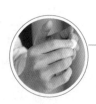

图解
子午流注针法
TUJIE
ZIWU
LIUZHU
ZHENFA

037~073

技法篇

技法篇

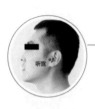

图解
子午
流注
针法

YUJIE
ZIWU
LIUZHU
ZHENFA

075~178

临床篇

临床篇

子午流注针法
是以时间为条件，根据
人体经脉气血流注次序，结合
阴阳、五行、天干、地支等学说
而形成的循经按时取穴的独特针法。
其理论源于《黄帝内经》的天人相应、
气血按时流注、因时制宜等思想，体
现了干支学说在中医针灸学中的具体
应用，所用的穴位为十二经脉的五
输穴和原穴，运用时可选择即时
开穴或定时开穴，还可根据
需要选择相应配穴。

基础篇

关键词

○ 意义

○ 源流

○ 基本理论

○ 干支学说

○ 五输穴

○ 原穴

○ 选穴原则

第一章 子午流注的意义和源流

第一节　子午流注的意义

"子午"是相对立的两个名词，在"子午流注"中主要指时间而言。古人用"子、丑、寅、卯、辰、巳、午、未、申、酉、戌、亥"这十二地支作为纪时的符号，"子午"是其中两支。一天之内，夜半为子时，即23时至次日1时，此为阴之终，阳之始；日中为午时，即11时至13时，此为阳之终，阴之始。一年之内，"子"为农历十一月，始于冬至，此时阴尽阳生，从冷渐热；"午"为农历五月，始于夏至，此时阳尽阴生，由热转凉。故子午除了有时间概念外，还代表着阴阳的起始点与分界线，含有"阴极生阳、阳极生阴"的意义，子午的更替过程也是阴阳消长变化的过程，即《针灸大全》所谓："子时一刻，乃一阳之生；至午时一刻，乃一阴之生，故以子午分之而得乎中也。"

"流注"代表人体内气血运行的过程。"流"指流动，"注"指输注。古人将人体气血比作自然界的水流一样，从子到午、从午到子，在十二经脉中循环流行。随着时间不同，经脉气血可出现周期性的盛衰变化。由此而产生了"开"、"阖"的概念，得时经脉气血当盛为开，失时经脉气血衰退为阖，如《针灸大全》所言："子午流注者，谓刚柔相配，阴阳相合，气血循环，时穴开阖也。"

第二节 子午流注的源流

《黄帝内经》是我国最早的中医典籍之一，其问世标志着中医学理论体系的形成。《黄帝内经》中虽未提及子午流注的运用方法，但其中论述的"天人相应"、"五输穴"、"气血按时流注"等概念和原理，为子午流注的形成奠定了基础。

如《灵枢·卫气行》所述："岁有十二月，日有十二辰，子午为经，卯酉为纬……阳主昼，阴主夜，故卫气之行，一日一夜五十周于身，昼日行于阳二十五周，夜行于阴二十五周，周于五脏。"用"子午"两个不同时辰来划分阴阳进退消长。

《灵枢·九针十二原》曰："五脏五腧，五五二十五腧，六腑六腧，六六三十六腧，经脉十二，络脉十五，凡二十七气以上下，所出为井，所溜为荣，所注为输，所行为经，所入为合，二十七气所行，皆在五腧也。"这里用出、溜、注、行、入来描述经气的盛衰变化，是关于"流注"的最早记载。

继《内经》之后，《难经》补充了《内经》中关于五输穴的部分理论。如《难经·六十四难》曰："阴井乙木，阳井庚金。阳井庚金，庚者，乙之刚也；阴井乙，乙者，庚之柔也。

萌芽于

秦汉

003

乙为木，故言阴井木也；庚为金，故言阳井金也，余皆仿此。"明确指出了五输穴与十天干的五行属性，并说明了其阴阳相合、刚柔相济的关系。

至东汉末年，张仲景编著的《伤寒杂病论》提出"发于阳者七日愈，发于阴者六日愈"、"太阳病，头痛至七日以上自愈者，以行其经尽故也"等"时间病理学"概念，认为疾病的传变、向愈与经脉的循行盛旺时间有关。此外，还提到"若欲作再经者，针足阳明，使经不传则愈"的"时间治疗学"概念。虽然张仲景在书中并未提及子午流注针法，但以上这些论述为后世医家研究子午流注提供了理论依据。与张仲景同一时期的医学家华佗，针法主张候气，这也与流注针法必须"候气逢时"的理论是一致的。

形成于宋金

西晋时期，皇甫谧著成《针灸甲乙经》，这是我国现存最早的一部针灸学专著。该书补充了心经的五输穴，在刺法方面重视气血流注的时辰以及迎随补泻的手法。葛洪所著《抱朴子·杂应》中记有"明堂流注偃侧图"，说明晋代医家对于经络流注已有较深的研究。

至金代，何若愚首先提出了"子午流注"这一名称，撰有《流注指微论》和《流注指微赋》，系统论述了子午流注纳甲法。后经阎明广进行注解，继又搜罗文献，撰成《子午流注针经》

（图 1-1），这是现存最早的子午流注专著。该书详细地记述了子午流注针法的有关内容，在理论上也有所发挥。

其后窦汉卿在《标幽赋》中提出了许多子午流注方面的精辟论述，如："一日取六十六穴之法，方见幽微；一时取一十二经之原，始知要妙……推于十干十变，知孔穴之开阖；论其五行五脏，察日时之旺衰。"金元四大家之一的李杲对五输穴五行生克、母子补泻取穴方面也多有论述，这些正是子午流注纳子法的基础。

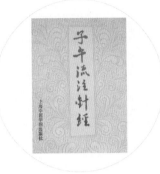

基础篇

图 1-1　子午流注针经
（1988 年版）

明代是子午流注的繁荣发展时期，医家对于子午流注的研究各有发挥，更加深入。

徐凤的《针灸大全》对开穴推算方法进行了改进，详细描述了子午流注开穴要领。其"子午流注逐日按时定穴歌"言简意赅，准确明了，对于纳甲法的临床运用作出了卓越贡献。"十二经纳天干歌""十二经纳地支歌""五虎建元日时歌"等，都为后世医家学习子午流注法提供了重要参考。

高武编著的《针灸聚英》一书中有 18 章节专论子午流注法，主张"使人知某病宜针灸某经某穴，当用某日某时，其穴开时方可针之"的按穴寻时法，提出了"十二经病井荥输经合补虚泻实法"。

兴盛于
明代

至万历年间，李梴著有《医学入门》，其中"流注开阖"、"流注时日"两篇，提出了"合日互用"的开穴法则，扩大了开穴范围，延长了开穴时间，增加了子午流注针刺法的灵活性。

杨继洲的《针灸大成》卷五专载各医家对子午流注的有关论述，并附图解和歌诀，在卷九中也有不少"择时针穴"的验案。明末张介宾在《景岳全书》中，对于子午流注十天干配合脏腑的问题提出了新的见解。

清代对于子午流注的研究有所停顿。《医宗金鉴·刺灸心法》除有"天干十二经表里歌"、"地支十二经流注歌"之外，均未提及子午流注。廖润鸿编写的《针灸集成》一书，虽重视五输穴五行生克补母泻子的应用，但未提及时间因素，对于子午流注论述极少。之后，由于西方医学的传入，针灸更遭歧视，有些人认为子午流注法具有唯心论色彩而不敢问津，以致研究子午流注的医家越来越少。

复兴于
现代

新中国成立后，在党的中医政策指引下，针灸又获得新生。1955 年，重庆第一中医院院长吴棹仙在全国政协会议上向毛泽东敬献了"子午流注环周图"（图 1-2），其后吴棹仙撰写的《子午流注说难》及承淡安、陈璧琉、徐惜年合编的《子午流注针法》，全面系统地介绍了子午流注针法的有关内容，推动了子午流注针法再度兴起并走向正规。

通过教材录用、杂志报道、专门学术会议探讨等形式，使古老的中国时间医学获得了蓬勃发展。学者们对古代文献中的有关内容进行了全面系统地发掘整理，运用现代时间医学观点进行科学分析，同时借助现代科学技术开展了大量的临床和实验研究，对择时治疗的效果和机制均进行了探讨。对传统子午流注针法存在的一些问题，也提出了新的见解和解决之道。如单玉堂先生家传的"142530 规律"，解决了子午流注纳甲法中闭穴的运用问题。郑魁山先生在继承"子午流注"理论精髓的基础上，创立了"郑氏补穴法"，应用纳甲法治疗慢性病急性发作，应用纳子法治疗顽固性病证按时发作，取得了明显疗效，并研制了新型袖珍"子午流注与灵龟八法临床应用盘"（图 1-3），使用简单，无须推算，为相关的医、教、研工作提供了便捷有效的工具。

随着现代时间治疗学的兴起，子午流注针法这一古老的时间针灸疗法也焕发出新的生命力，相信通过进一步的整理、挖掘、验证和提高，子午流注针法必将对医学事业的发展做出更大贡献。

（本章由张阔、赵雪、周丹编写）

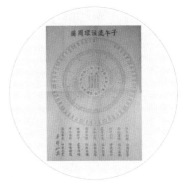

图 1-2　子午流注环周图

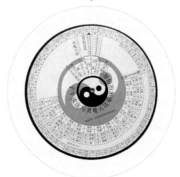

图 1-3　子午流注与灵龟八法临床应用盘

第二章 子午流注针法的理论基础

第一节 基本理论

一、天人相应思想

天人相应思想是子午流注针法产生的源头。

人生活在天地之间、宇宙之中，人的生命活动与自然界的种种变化息息相关。日月运行、四季更迭、昼夜交替都会直接或间接地对人体产生影响。早在两千多年前，古人就认识到了人与自然的统一性。如《素问·四气调神大论》说："夫四时阴阳者，万物之根本也。所以圣人春夏养阳，秋冬养阴，以从其根，故与万物沉浮于生长之门。"说明一年四季存在着阴阳的消长变化，人体的功能活动也相应受到影响，只有顺应自然界的变化，与天地阴阳协调一致，方可保持身体健康。又如《素问·生气通天论》说："阳气者，一日而主外，平旦人气生，日中而阳气隆，日西而阳气已虚，气门乃闭。"说明一天当中的不同时段人体的阳气有所不同，因此也会影响疾病的状态，表现出"旦慧昼安，夕加夜甚"的特点。此外，月球的引力像引起海水潮汐一样对人体中的体液产生影响，因此人体的气血盛衰还与月亮的盈亏直接相关，如《素问·八正神明论》所说："月始生，则血气始精，卫气始行；月郭满，则血气实，肌肉坚；月郭空，则肌肉减，经络虚，卫气去，形独居。"

可见随着年、月、日、时的变化，人体也相应呈现出不同的生理规律和病理变化，对各种治疗方法的敏感性也会有所不同。古人正是观察到了日月星辰运行的规律，认识到时间变化对人体的影响，在长期的临床实践中将时间因素与针刺有意识地加以结合，从而逐渐形成了子午流注学说。

二、阴阳五行学说

阴阳五行学说是子午流注针法开穴的理论框架。

阴阳学说认为宇宙间的一切事物都可以分为阴或阳两类，同一事物的内部也包含着阴和阳两个方面。凡是运动着的、外向的、上升的、温热的、明亮的都属于阳；凡是相对静止的、内守的、下降的、寒冷的、晦暗的都属于阴。阴阳之间既存在着彼此对立制约的关系，又存在着相互依存、相互转化的关系。

五行学说认为宇宙间的一切事物都是由木、火、土、金、水五种物质所构成，事物的发展变化是这五种物质不断运动和相互作用的结果。五行之间存在着相生、相克的关系（图 2-1）。

中医学中运用阴阳五行学说来说明人体的组织结构，解释脏腑之间在生理上的相互联系和病理上的相互影响，进而指导疾病的诊断和防治。子午流注针法将阴阳五行学说作为了联络时间、脏腑和穴位的重要工具，根据阴阳、五行的关系和变化规律进行开穴。脏腑经脉的阴阳五行属性如表 2-1 所示。

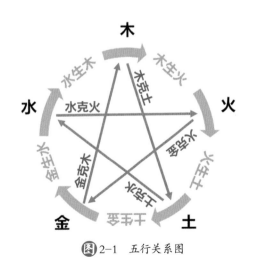

图 2-1 五行关系图

表 2-1　脏腑经脉阴阳五行属性表

阴	脏	肝	心	心包	脾	肺	肾
	经脉	足厥阴经	手少阴经	手厥阴经	足太阴经	手太阴经	足少阴经
阳	腑	胆	小肠	三焦	胃	大肠	膀胱
	经脉	足少阳经	手太阳经	手少阳经	足阳明经	手阳明经	足太阳经
五行		木	火	相火	土	金	水

三、因时制宜原则

因时制宜是子午流注针法的指导原则。

因时制宜原则早在《内经》中就有记述，这是天人相应思想在中医治则中的体现，强调在用药或施行针灸治疗时，应顺应天时而治。如《素问·四时刺逆从论》中说："春气在经脉，夏气在孙络，长夏气在肌肉，秋气在皮肤，冬气在骨髓。"说明春夏人气浮越于体表，秋冬则深藏于里。根据这一规律，《灵枢·四时气》提出了"春取经、血脉、分肉之间，甚者，深刺之，间者，浅刺之；夏取盛经孙络，取分间绝皮肤；秋取经腧，邪在腑，取之合；冬取井荥，必深以留之"的四时针刺法。《素问·八正神明论》中说："凡刺之法，必候日月星辰，四时八正之气，气定乃刺之……天寒无刺，天温无疑。月生无泻，月满无补，月郭空无治，是谓得时而调之。"指出针刺应候适当时机而进行。

古人把经脉气血的运行与自然界中的水流和日、月运行联系起来，提出了气血按时流注、循环不息的观点。十二经脉的气血在不同时间里有不同的流注盛衰节律，根据气血盛衰，掌握最适当的时机进行针刺，即为"逢时"，这是针灸治病的重要原则之一。正如《灵枢·卫气行》中所说："谨候其时，病可与期，失时反候者，百病不治。"

第二节　干支学说

"干支"即天干与地支，最早应用于历法，是古人纪年、月、日、时的符号。"干"本义为树干，"支"本义为树枝，所以干支最早也写作"幹枝"。根据《五行大义》中记载，黄帝命大挠氏创立干支，大挠"采五行之情，占斗机所建，始作甲乙以名日，谓之干，作子丑以名月，谓之枝。有事于天则用日，有事于地则用月。阴阳之别，故有枝干名也。"古人最早用"干"纪日，用"支"纪月，从阴阳属性上看，日为阳，月为阴，天为阳，地为阴，所以"干"又称为"天干"，"支"又称为"地支"。

一、干支与六十环周

天干有十，即甲、乙、丙、丁、戊、己、庚、辛、壬、癸。地支有十二，即子、丑、寅、卯、辰、巳、午、未、申、酉、戌、亥。天干与地支按顺序相互排配，即为甲子、乙丑、丙寅、丁卯、戊辰、己巳、庚午、辛未、壬申、癸酉，到十位时，天干十数已尽，故又从天干甲和地支戌相配，天干乙和地支亥相配。从甲子开始至癸亥而终，天干轮转6次，地支轮转5次，顺序排配60次又回到甲子，即六十环周，俗称六十花甲子，周而复始，如环无端，如表2-2所示。

表2-2　天干地支六十环周表

01 甲子	02 乙丑	03 丙寅	04 丁卯	05 戊辰	06 己巳	07 庚午	08 辛未	09 壬申	10 癸酉
11 甲戌	12 乙亥	13 丙子	14 丁丑	15 戊寅	16 己卯	17 庚辰	18 辛巳	19 壬午	20 癸未
21 甲申	22 乙酉	23 丙戌	24 丁亥	25 戊子	26 己丑	27 庚寅	28 辛卯	29 壬辰	30 癸巳
31 甲午	32 乙未	33 丙申	34 丁酉	35 戊戌	36 己亥	37 庚子	38 辛丑	39 壬寅	40 癸卯
41 甲辰	42 乙巳	43 丙午	44 丁未	45 戊申	46 己酉	47 庚戌	48 辛亥	49 壬子	50 癸丑
51 甲寅	52 乙卯	53 丙辰	54 丁巳	55 戊午	56 己未	57 庚申	58 辛酉	59 壬戌	60 癸亥

二、干支与阴阳五行

天干地支均分阴阳，奇数为阳、偶数为阴，故天干中甲、丙、戊、庚、壬属阳，乙、丁、己、辛、癸属阴；地支中子、寅、辰、午、申、戌属阳，丑、卯、巳、未、酉、亥属阴。如表2-3所示。

表2-3 天干地支阴阳属性表

序数	1	2	3	4	5	6	7	8	9	10	11	12
天干	甲	乙	丙	丁	戊	己	庚	辛	壬	癸		
地支	子	丑	寅	卯	辰	巳	午	未	申	酉	戌	亥
阴阳	阳	阴	阳	阴	阳	阴	阳	阴	阳	阴	阳	阴

天干五行中甲、乙同属木，甲为阳木、乙为阴木；丙、丁同属火，丙为阳火，丁为阴火；戊、己同属土，戊为阳土，己为阴土；庚、辛同属金，庚为阳金，辛为阴金；壬、癸同属水，壬为阳水，癸为阴水。地支五行中寅、卯同属木，寅为阳木、卯为阴木；巳、午同属火，巳为阴火，午为阳火；申、酉同属金，申为阳金，酉为阴金；亥、子同属水，亥为阴水，子为阳水；辰、未、戌、丑同属土，辰、戌为阳土，未、丑为阴土。如表2-4所示。

表2-4 天干地支五行属性表

五行	木	火	土	金	水
天干	甲、乙	丙、丁	戊、己	庚、辛	壬、癸
地支	寅、卯	巳、午	辰、未、戌、丑	申、酉	亥、子

三、干支与十二经脉

天干配十二经脉根据"十二经纳天干歌"进行，即：

甲胆乙肝丙小肠，丁心戊胃己脾乡，

庚属大肠辛属肺，壬属膀胱癸肾藏，

三焦亦向壬中寄，包络同归入癸方，

阳干宜纳阳之府，脏配阴干理自当。

这是子午流注"纳甲法"的基础之一。根据脏腑阴阳之别，甲为阳，胆为腑为阳，将胆纳入天干之甲内，每逢甲日则为胆经值日；乙为阴，肝为脏为阴，将肝纳入天干之乙内，每逢乙日则为肝经值日……至癸日则为肾经值日。天干有十个，经有十二条，三焦经和心包经无所配，根据《针灸大全》所载，三焦属阳之父纳入膀胱，心包属阴之母纳入肾，这样以阳干结合阳经，阴干结合阴经，用以说明天干时辰内经脉的旺衰演变，反映脏腑功能与改变的时间规律。如表2-5所示。

表2-5 天干配十二经脉表

天干	甲	乙	丙	丁	戊	己	庚	辛	壬	癸
脏腑	胆	肝	小肠	心	胃	脾	大肠	肺	膀胱、三焦	肾、心包

在三焦和心包的归纳上，明代张景岳有不用看法，认为根据脏腑的五行属性，应为"三焦阳府须归丙，包络从阴丁火旁"。但一般认为"三焦寄壬、包络寄癸"比较实际，"三焦寄壬"，以三焦为决渎之官，针时用三焦原穴阳池，与膀胱经原穴京骨相配，则能取周身灌体、和内调外、营左养右、导上宣下之功；"心包寄癸"，则取心肾相交、水火既济为用。

地支配十二经脉，是以一日固定的十二时辰配属十二经，按照"十二经纳地支歌"进行，即：

肺寅大卯胃辰宫，脾巳心午小未中，

申膀酉肾心包戌，亥焦子胆丑肝通。

这是子午流注纳子法的基础之一。十二经的流注时辰为：由中焦所化之精，寅时（3~5时）流注于肺经，卯时（5~7时）流注于大肠经，辰时（7~9时）流注于胃经，巳时（9~11时）流注于脾经，午时（11~13时）流注于心经，未时（13~15时）流注于小肠经，申时（15~17时）流注于膀胱经，酉时（17~19时）流注于肾经，戌时（19~21时）流注于心包经，亥时（21~23

时）流注于三焦经，子时（23~1时）流注于胆经，丑时（1~3时）流注于肝经，到寅时再返回肺经，继而从肺开始继续和前面相同地流注，循环无端。如表2-6所示。

表2-6 地支配十二经脉表

地支	子	丑	寅	卯	辰	巳	午	未	申	酉	戌	亥
脏腑	胆	肝	肺	大肠	胃	脾	心	小肠	膀胱	肾	心包	三焦
时间	23-1	1-3	3-5	5-7	7-9	9-11	11-13	13-15	15-17	17-19	19-21	21-23

第三节　应用穴位

一、五输穴

五输穴是十二经脉分布在肘、膝关节以下的5个特定穴，从四肢末端向肘膝方向排列，分别称为"井、荥、输、经、合"。五输穴与五行根据《难经》指出的"阴井木，阳井金"进行配属，即阴经的井穴属木，阳经的井穴属金，然后按照五行相生规律排列。如表2-7所示。

表2-7 五输穴五行属性对照表

六阴经	井（木）	荥（火）	输（土）	经（金）	合（水）	六阳经	井（金）	荥（水）	输（木）	经（火）	合（土）
肺经（金）	少商	鱼际	太渊	经渠	尺泽	大肠经（金）	商阳	二间	三间	阳溪	曲池
心包经（相火）	中冲	劳宫	大陵	间使	曲泽	三焦经（相火）	关冲	液门	中渚	支沟	天井
心经（火）	少冲	少府	神门	灵道	少海	小肠经（火）	少泽	前谷	后溪	阳谷	小海

六阴经	井（木）	荥（火）	输（土）	经（金）	合（水）	六阳经	井（金）	荥（水）	输（木）	经（火）	合（土）
脾经（土）	隐白	大都	太白	商丘	阴陵泉	胃经（土）	厉兑	内庭	陷谷	解溪	足三里
肾经（水）	涌泉	然谷	太溪	复溜	阴谷	膀胱经（水）	至阴	足通谷	束谷	昆仑	委中
肝经（木）	大敦	行间	太冲	中封	曲泉	胆经（木）	足窍阴	侠溪	足临泣	阳辅	阳陵泉

二、原穴

原穴是脏腑原气输注、经过和留止于十二经脉四肢部的腧穴。阴经的原穴为本经五输穴中的输穴，即所谓"阴经以输为原"，"阴经之输并于原"。阳经则于输穴之外另设一原穴。

十二经脉五输穴和原穴的具体内容如表2-8所示。

表2-8　五输穴和原穴表解

手太阴肺经五输穴和原穴

五输	穴名	定位	主治	操作	腧穴定位图
井	少商	在手指，拇指末节桡侧，指甲根角侧上方0.1寸（指寸）	①咽喉肿痛、鼻衄、高热、昏迷等肺系实热证 ②癫狂	浅刺0.1寸，或点刺出血	少商

五输	穴名	定位	主治	操作	腧穴定位图
荥	鱼际	在手外侧，第1掌骨桡侧中点赤白肉际处	①咳嗽、咯血、咽干、咽喉肿痛、失音等肺系热性病证 ②掌中热 ③小儿疳积	直刺0.5~0.8寸	鱼际
输原	太渊	在腕前区，桡骨茎突与舟状骨之间，拇长展肌腱尺侧凹陷中	①咳嗽、气喘等肺系疾患 ②无脉证 ③腕臂痛	避开桡动脉，直刺0.3~0.5寸	太渊
经	经渠	在前臂前区，腕掌侧远端横纹上1寸，桡骨茎突与桡动脉之间	①咳嗽、气喘、胸痛、咽喉肿痛等肺系病证 ②手腕痛	避开桡动脉，直刺0.3~0.5寸	经渠
合	尺泽	在肘区，肘横纹上，肱二头肌腱桡侧缘凹陷中	①咳嗽、气喘、咯血、咽喉肿痛等肺系实热性病证 ②肘臂挛痛 ③急性吐泻、中暑、小儿惊风等急症	直刺0.8~1.2寸，或点刺出血	尺泽

手阳明大肠经五输穴和原穴

五输	穴名	定位	主治	操作	腧穴定位图
井	商阳	在手指,食指末节桡侧,指甲根角侧上方0.1寸(指寸)	①齿痛、咽喉肿痛等五官疾患 ②热病、昏迷等热证、急症	浅刺0.1寸,或点刺出血	商阳
荥	二间	在手指,第2掌指关节桡侧远端赤白肉际处	①鼻衄、齿痛等五官疾患 ②热病	直刺0.2~0.3寸	二间
输	三间	在手背,第2掌指关节桡侧近端凹陷处	①齿痛、咽喉肿痛等五官疾患 ②腹胀、肠鸣等肠腑病证 ③嗜睡	直刺0.3~0.5寸	三间
原	合谷	在手背,第2掌骨桡侧的中点处 简便取穴法:以一手的拇指指间关节横纹,放在另一手拇、食指之间的指蹼缘上,当拇指尖下是穴	①头痛、目赤肿痛、齿痛、鼻衄、口眼歪斜、耳聋等头面五官诸疾 ②发热恶寒等外感病证 ③热病无汗或多汗 ④经闭、滞产等妇产科病证	直刺0.5~1寸,针刺时手呈半握拳状。孕妇不宜针	合谷

五输	穴名	定位	主治	操作	腧穴定位图
经	阳溪	在腕区，腕背侧远端横纹桡侧，桡骨茎突远端，解剖学"鼻烟窝"凹陷中	①头痛、目赤肿痛、耳聋等头面五官疾患 ②手腕痛	直刺或斜刺 0.5~0.8 寸	阳溪
合	曲池	在肘区，在尺泽与肱骨外上髁连线中点凹陷处	①手臂痹痛、上肢不遂等上肢病证 ②热病、癫狂 ③眩晕 ④腹痛、吐泻等肠胃病证 ⑤咽喉肿痛、齿痛、目赤肿痛等五官热性病证 ⑥瘾疹、湿疹、瘰疬等皮外科疾患	直刺 1~1.5 寸	曲池

足阳明胃经五输穴和原穴

五输	穴名	定位	主治	操作	腧穴定位图
井	厉兑	在足趾，第 2 趾末节外侧，趾甲根角侧后方 0.1 寸（指寸）	①鼻衄、齿痛、咽喉肿痛等实热性五官病证 ②热病 ③多梦、癫狂等神志疾患	浅刺 0.1 寸	厉兑

五输	穴名	定位	主治	操作	腧穴定位图
荥	内庭	在足背，第2、3趾间，趾蹼缘后方赤白肉际处	①齿痛、咽喉肿痛、鼻衄等五官热性病证 ②热病 ③吐酸、腹泻、痢疾、便秘等肠胃病证 ④足背肿痛，跖趾关节痛	直刺或斜刺0.5~0.8寸	内庭
输	陷谷	在足背，第2、3跖骨间，第2跖趾关节近端凹陷中	①面肿、水肿等水液输布失常性疾患 ②足背肿痛 ③肠鸣、腹痛	直刺或斜刺0.3~0.5寸	陷谷
原	冲阳	在足背，第2跖骨基底部与中间楔状骨关节处，可触及足背动脉	①胃痛 ②口眼歪斜 ③癫狂病 ④足痿无力	避开动脉，直刺0.3~0.5寸	冲阳
经	解溪	在踝区，踝关节前面中央凹陷中，踇长伸肌腱与趾长伸肌腱之间	①下肢痿痹、踝关节病、足下垂等下肢、踝关节疾患 ②头痛，眩晕 ③癫狂 ④腹胀、便秘	直刺0.5~1寸	解溪

五输	穴名	定位	主治	操作	腧穴定位图
合	足三里	在小腿外侧，犊鼻下3寸，胫骨前嵴外1横指处，犊鼻与解溪连线上 犊鼻穴在膝前区，髌韧带外侧凹陷中	①胃痛、呕吐、噎膈、腹胀、腹泻、痢疾、便秘等胃肠病证 ②下肢痿痹 ③癫狂等神志病 ④乳痈、肠痈等外科疾患 ⑤虚劳诸证，为强壮保健要穴	直刺1~2寸。强壮保健常用温灸法	 ●足三里

足太阴脾经五输穴和原穴

五输	穴名	定位	主治	操作	腧穴定位图
井	隐白	在足趾，大趾末节内侧，趾甲根角侧后方0.1寸（指寸）	①月经过多、崩漏等妇科病 ②便血、尿血等慢性出血证 ③癫狂，多梦 ④惊风 ⑤腹满，暴泻	浅刺0.1寸	 隐白
荥	大都	在足趾，第1跖趾关节远端赤白肉际凹陷中	①腹胀、胃痛、呕吐、腹泻、便秘等脾胃病证 ②热病，无汗	直刺0.3~0.5寸	 大都

五输	穴名	定位	主治	操作	腧穴定位图
输原	太白	在跖区，第1跖趾关节近端赤白肉际凹陷中	①肠鸣、腹胀、腹泻、胃痛、便秘等脾胃病证 ②体重节痛	直刺或斜刺0.5~0.8寸	太白
经	商丘	在踝区，内踝前下方，舟骨粗隆与内踝尖连线中点凹陷中	①肠鸣、腹胀、腹泻、胃痛、便秘等脾胃病证 ②黄疸 ③足踝痛	直刺0.5~0.8寸	商丘
合	阴陵泉	在小腿内侧，胫骨内侧髁下缘与胫骨内侧缘之间的凹陷中	①腹胀、腹泻、水肿、黄疸 ②小便不利、遗尿、尿失禁 ③阴部痛、痛经、遗精 ④膝痛	直刺1~2寸。治疗膝痛可向阳陵泉或委中方向透刺	阴陵泉

基础篇

021

手少阴心经五输穴和原穴

五输	穴名	定位	主治	操作	腧穴定位图
井	少冲	在手指，小指末端桡侧，指甲根角侧上方0.1寸（指寸）	①心悸、心痛、癫狂、昏迷等心及神志病证 ②热病 ③胸胁痛	浅刺0.1寸，或点刺出血	少冲
荥	少府	在手掌，横平第5掌指关节近端，第4、5掌骨之间	①心悸、胸痛等心胸病 ②阴痒，阴痛 ③痈疡 ④小指挛痛	直刺0.3~0.5寸	少府
输原	神门	在腕前区，腕掌侧远端横纹尺侧端，尺侧腕屈肌腱的桡侧缘	①心痛、心烦、惊悸、怔忡、健忘、失眠、痴呆、癫狂痫等心与神志病证 ②高血压 ③胸胁痛	直刺0.3~0.5寸	神门
经	灵道	在前臂前区，腕掌侧远端横纹上1.5寸，尺侧腕屈肌腱的桡侧缘	①心痛，悲恐善笑 ②暴喑 ③肘臂挛痛	直刺0.3~0.5寸。不宜深刺，以免伤及血管和神经	灵道

五输	穴名	定位	主治	操作	腧穴定位图
合	少海	在肘前区，横平肘横纹，肱骨内上髁前缘	①心痛、癔症等心病、神志病 ②肘臂挛痛，臂麻手颤 ③头项痛，腋胁部痛 ④瘰疬	直刺0.5~1寸	少海

手太阳小肠经五输穴和原穴

五输	穴名	定位	主治	操作	腧穴定位图
井	少泽	在手指，小指末节尺侧，指甲根角侧上方0.1寸（指寸）	①乳痈、乳汁少等乳疾 ②昏迷、热病等急症、热证 ③头痛、目翳、咽喉肿痛等头面五官病证	浅刺0.1寸或点刺出血。孕妇慎用	少泽
荥	前谷	在手指，第5掌指关节尺侧远端赤白肉际凹陷中	①热病 ②乳痈，乳汁少 ③头痛、目痛、耳鸣、咽喉肿痛等头面五官病证	直刺0.3~0.5寸	前谷

五输	穴名	定位	主治	操作	腧穴定位图
输	后溪	在手内侧，第5掌指关节尺侧近端赤白肉际凹陷中	①头项强痛、腰背痛、手指及肘臂挛痛等痛证②耳聋，目赤③癫狂痫④疟疾	直刺0.5~1寸。治疗手指挛痛可透刺合谷穴	后溪
原	腕骨	在腕区，第5掌骨底与三角骨之间的赤白肉际凹陷中	①指挛腕痛，头项强痛②目翳③黄疸④热病，疟疾	直刺0.3~0.5寸	腕骨
经	阳谷	在腕后区，尺骨茎突与三角骨之间的凹陷中	①颈颔肿、臂外侧痛、腕痛等痛证②头痛、目眩、耳鸣、耳聋等头面五官病证③热病④癫狂痫	直刺0.3~0.5寸	阳谷
合	小海	在肘后区，尺骨鹰嘴与肱骨内上髁之间凹陷中	①肘臂疼痛，麻木②癫痫	直刺0.3~0.5寸	小海

足太阳膀胱经五输穴和原穴

五输	穴名	定位	主治	操作	腧穴定位图
井	至阴	在足趾，足小趾末节外侧，趾甲根角侧后方0.1寸（指寸）	①胎位不正，滞产 ②头痛，目痛 ③鼻塞，鼻衄	浅刺0.1寸。胎位不正用灸法	至阴
荥	足通谷	在跖区，第5跖趾关节的远端，赤白肉际处	①头痛、项强 ②目眩，鼻衄 ③癫狂	直刺0.2~0.3寸	足通谷
输	束骨	在跖区，第5跖趾关节的近端，赤白肉际处	①头痛、项强、目眩等头部疾患 ②腰腿痛 ③癫狂	直刺0.3~0.5寸	束骨
原	京骨	在跖区，第5跖骨粗隆前下方，赤白肉际处	①头痛，项强 ②腰腿痛 ③癫痫 ④目翳	直刺0.3~0.5寸	京骨

图解
子午流注针法

YUJIE
ZIWU
LIUZHU
ZHENFA

五输	穴名	定位	主治	操作	腧穴定位图
经	昆仑	在踝区，外踝尖与跟腱之间的凹陷中	①后头痛，项强，目眩 ②腰骶疼痛，足踝肿痛 ③癫痫 ④滞产	直刺0.5~0.8寸。孕妇禁用，经期慎用	昆仑
合	委中	在膝后区，腘横纹中点	①腰背痛，下肢痿痹等腰及下肢病证 ②腹痛、急性吐泻等急症 ③瘾疹，丹毒 ④小便不利，遗尿	直刺1~1.5寸，或用三棱针点刺腘静脉出血。针刺不宜过快、过强、过深，以免损伤血管和神经	委中

足少阴肾经五输穴和原穴

五输	穴名	定位	主治	操作	腧穴定位图
井	涌泉	在足底，屈足卷趾时足心最凹陷中；约当足底第2、3趾蹼缘与足跟连线的前1/3与后2/3交点凹陷中	①昏厥、中暑、小儿惊风、癫狂痫等急症及神志病证 ②头痛，头晕，目眩，失眠 ③咯血、咽喉肿痛、喉痹、失音等肺系病证 ④大便难，小便不利 ⑤奔豚气 ⑥足心热	直刺0.5~1寸，针刺时要防止刺伤足底动脉弓。临床常用灸法或药物贴敷	涌泉

五输	穴名	定位	主治	操作	腧穴定位图
荥	然谷	在足内侧，足舟骨粗隆下方，赤白肉际处	①月经不调、阴挺、阴痒、白浊等妇科病证 ②遗精、阳痿、小便不利等泌尿生殖系疾患 ③咯血，咽喉肿痛；④消渴 ⑤下肢痿痹，足跗痛 ⑥小儿脐风，口噤；⑦腹泻	直刺0.5~1寸	然谷
输原	太溪	在足踝区，内踝尖与跟腱之间凹陷中	①头痛、目眩、失眠、健忘、遗精、阳痿等肾虚证 ②咽喉肿痛、齿痛、耳鸣、耳聋等阴虚性五官病证 ③咳嗽、气喘、咯血、胸痛等肺系疾患 ④消渴，小便频数，便秘 ⑤月经不调 ⑥腰脊痛，下肢厥冷，内踝肿痛	直刺0.5~1寸	太溪

五输	穴名	定位	主治	操作	腧穴定位图
经	复溜	在小腿内侧，内踝尖上2寸，跟腱的前缘	①水肿、汗证（无汗或多汗）等津液输布失调病证 ②腹胀、腹泻、肠鸣等胃肠病证 ③腰脊强痛，下肢痿痹	直刺0.5~1寸	
合	阴谷	在膝后区，腘横纹上，半腱肌肌腱外侧缘	①癫狂 ②阳痿、小便不利、月经不调、崩漏等泌尿生殖系疾患 ③膝股内侧痛	直刺1~1.5寸	

手厥阴心包经五输穴和原穴

五输	穴名	定位	主治	操作	腧穴定位图
井	中冲	在手指，中指末端最高点	①中风昏迷、舌强不语、中暑、昏厥、小儿惊风等急症 ②热病，舌下肿痛	浅刺0.1寸；或点刺出血	

五输	穴名	定位	主治	操作	腧穴定位图
荥	劳宫	在掌区，横平第3掌指关节近端，第2、3掌骨之间偏于第3掌骨	①中风昏迷、中暑等急症 ②心痛、烦闷、癫狂痫等心与神志疾患 ③口疮，口臭 ④鹅掌风	直刺0.3~0.5寸	劳宫
输原	大陵	在腕前区，腕掌侧远端横纹中，掌长肌腱与桡侧腕屈肌腱之间	①心痛、心悸、胸胁满痛 ②胃痛、呕吐、口臭等胃腑病证 ③喜笑悲恐、癫狂痫等神志疾患 ④臂、手挛痛	直刺0.3~0.5寸	大陵
经	间使	在前臂前区，腕掌侧远端横纹上3寸，掌长肌腱与桡侧腕屈肌腱之间	①心痛、心悸等心脏病证 ②胃痛、呕吐等热性胃病 ③热病，疟疾 ④癫狂痫 ⑤腋肿，肘挛，臂痛	直刺0.5~1寸	间使
合	曲泽	在肘前区，肘横纹上，肱二头肌腱的尺侧缘凹陷中	①心痛、心悸、善惊等心系病证 ②胃痛、呕血、呕吐等胃腑热性病证 ③暑热病 ④肘臂挛痛，上肢颤动	直刺1~1.5寸；或点刺出血	曲泽

手少阳三焦经五输穴和原穴

五输	穴名	定位	主治	操作	腧穴定位图
井	关冲	在手指，第4指末节尺侧，指甲根角侧上方0.1寸（指寸）	①头痛、目赤、耳鸣、耳聋、喉痹、舌强等头面五官病证 ②热病，中暑	浅刺0.1寸；或点刺出血	
荥	液门	在手背部，当第4、5指间，指蹼缘上方赤白肉际凹陷中	①头痛、目赤、耳鸣、耳聋、喉痹等头面五官热性病证 ②疟疾 ③手臂痛	直刺0.3~0.5寸	
输	中渚	在手背，第4、5掌骨间，第4掌指关节近端凹陷中	①头痛、目赤、耳鸣、耳聋、喉痹等头面五官热性病证 ②热病，疟疾 ③肩背肘臂酸痛，手指不能屈伸	直刺0.3~0.5寸	
原	阳池	在腕后区，腕背侧远端横纹上，指伸肌腱的尺侧缘凹陷中	①目赤肿痛、耳聋、喉痹等五官病证 ②消渴，口干 ③腕痛，肩臂痛	直刺0.3~0.5寸	

五输	穴名	定位	主治	操作	腧穴定位图
经	支沟	在前臂后区，腕背侧远端横纹上3寸，尺骨与桡骨间隙中点	①耳聋，耳鸣，暴喑 ②胁肋痛 ③便秘 ④瘰疬 ⑤热病	直刺0.5~1寸	支沟
合	天井	在肘后区，肘尖上1寸凹陷中	①耳聋 ②癫痫 ③瘰疬，瘿气 ④偏头痛、胁肋痛、颈项肩臂痛等痛证	直刺0.5~1寸	天井

足少阳胆经五输穴和原穴

五输	穴名	定位	主治	操作	腧穴定位图
井	足窍阴	在足趾，第4趾末节外侧，趾甲根角侧后方0.1寸（指寸）	①头痛、目赤肿痛、耳鸣、耳聋、喉痹等头面五官病证 ②胸胁胀，足跗肿痛	浅刺0.1~0.2寸；或点刺出血	足窍阴

图解
子午流注针法

TUJIE
ZIWU
LIUZHU
ZHENFA

五输	穴名	定位	主治	操作	腧穴定位图
荥	侠溪	在足背，第4、5趾间，趾蹼缘后方赤白肉际处	①惊悸 ②头痛、眩晕、颊肿、耳鸣、耳聋、目赤肿痛等头面五官病证 ③胁肋疼痛、膝股痛、足跗肿痛等痛证 ④乳痈 ⑤热病	直刺0.3~0.5寸	侠溪
输	足临泣	在足背，第4、5跖骨底结合部的前方，第5趾长伸肌腱外侧凹陷中	①偏头痛、目赤肿痛、胁肋疼痛、足跗疼痛等痛证 ②月经不调，乳痈 ③瘰疬	直刺0.5~0.8寸	足临泣
原	丘墟	在踝区，外踝的前下方，趾长伸肌腱的外侧凹陷中	①目赤肿痛、目翳等目疾 ②颈项痛、腋下肿、胸胁痛、外踝肿痛等痛证 ③足内翻、足下垂	直刺0.5~0.8寸	丘墟
经	阳辅	在小腿外侧，外踝尖上4寸，腓骨前缘	①偏头痛、目外眦痛、咽喉肿痛、腋下肿痛、胸胁满痛等头面躯体痛证 ②瘰疬 ③下肢痿痹	直刺0.5~0.8寸	阳辅

五输	穴名	定位	主治	操作	腧穴定位图
合	阳陵泉	在小腿外侧，腓骨头前下方凹陷中	①黄疸、胁痛、口苦、呕吐、吞酸等肝胆犯胃病证 ②膝肿痛、下肢痿痹及麻木等下肢、膝关节疾患 ③小儿惊风	直刺1~1.5寸	阳陵泉

足厥阴肝经五输穴和原穴

五输	穴名	定位	主治	操作	腧穴定位图
井	大敦	在足趾，大趾末节外侧，趾甲根角侧后方0.1寸（指寸）	①疝气，少腹痛 ②遗尿、癃闭、五淋、尿血等泌尿系病证 ③月经不调、崩漏、阴缩、阴中痛、阴挺等月经病及前阴病证 ④癫痫，善寐	浅刺0.1~0.2寸；或点刺出血	大敦
荥	行间	在足背，第1、2趾间，趾蹼缘后方赤白肉际处	①中风、癫痫、头痛、目眩、目赤肿痛、青盲、口歪等肝经风热病证 ②月经不调、痛经、闭经、崩漏、带下等妇科经带病证 ③阴中痛，疝气 ④遗尿、癃闭、五淋等泌尿系病证 ⑤胸胁满痛	直刺0.5~0.8寸	行间

五输	穴名	定位	主治	操作	腧穴定位图
输原	太冲	在足背，第1、2跖骨间，跖骨底结合部前方凹陷中，或触及动脉搏动	①中风、癫狂病、小儿惊风、头痛、眩晕、耳鸣、目赤肿痛、口歪、咽痛等肝经风热病证 ②月经不调、痛经、闭经、崩漏、带下、难产等妇科病证 ③黄疸、胁痛、腹胀、呕逆等肝胃病证 ④癃闭、遗尿 ⑤下肢痿痹，足跗肿痛	直刺0.5~0.8寸	太冲
经	中封	在踝区，内踝前，胫骨前肌肌腱的内侧缘凹陷中	①疝气 ②阴缩，阴茎痛，遗精 ③小便不利 ④腰痛、少腹痛、内踝肿痛等痛证	直刺0.5~0.8寸	中封
合	曲泉	在膝部，腘横纹内侧端，半腱肌肌腱内缘凹陷中	①月经不调、痛经、带下、阴挺、阴痒、产后腹痛、腹中包块等妇科病证 ②遗精，阳痿，疝气 ③小便不利 ④膝髌肿痛，下肢痿痹	直刺1~1.5寸	曲泉

第四节　应用方法

一、即时开穴

即时开穴是指根据患者就诊时间，即时推算开穴。例如：患者于2015年8月1日上午9点12分就诊，其日干支为己酉日，时干支为己巳时，按纳甲法可开脾经的隐白穴；按纳子法此时足太阴脾经经气旺盛，泻商丘可治疗本经实证，补解溪可治疗胃经虚证（推算方法详见第四章）。

即时开穴以时间作为选穴的唯一条件，难免忽略辨证、辨病以及腧穴的特异性，定时开穴弥补了这一缺陷。

二、定时开穴

定时开穴，是根据患者病证判断应选取的穴位，依据某一开穴方法所对应的开穴时间，预约患者就诊，此法适用于慢性病的治疗。例如：2015年10月6日12点，为乙卯日壬午时，根据纳甲法应开委中穴。委中穴主治腰背痛、下肢痹痛等症，故可预约腰腿痛的患者此时前来接受治疗。

三、选取配穴

子午流注针法选穴少，在上述选穴原则的基础上，还可根据不同病证选取一些配穴。常用的配穴方法有以下三种。

1.按配穴理论：如本经配穴法、表里经配穴法、原络配穴法、前后配穴法等方法。

2.按病变部位：选取病痛部位或临近部位的腧穴，如治疗面瘫时，可配伍面部的地仓、颊车等穴。

3. 按腧穴作用：选取与病证相关、有特殊治疗作用的腧穴，如治疗失眠时，可配伍申脉、照海等治疗失眠的特效穴。

（本章由赵雪、张阔、胡锦华编写）

干支推算

是子午流注开穴的重要环节之

一，推算时应注意年、月、日采用的历

法不尽相同。子午流注开穴法包括纳甲法和

纳子法，是分别根据气血输注十二经的天干时辰

和地支时辰按时选穴的两种方法，可根据临床实际

需要灵活选用。毫针刺法是子午流注针法的基本操作

方法，在施术前需要选择合适的针具、舒适的体位

并进行消毒，施术时要根据实际情况选择恰当的进

针方法、针刺角度和方向、行针手法、留针时

间及出针方法，正确预防和处理常见的针

刺异常情况，并注意操作中的注

意事项和禁忌。

技法篇

关键词

○ 历法

○ 年干支

○ 月干支

○ 日干支

○ 时干支

○ 纳甲法

○ 纳子法

○ 毫针基本刺法

推算法

第一节　历法知识

历法是为了适应人们日常生活和特定社会活动等需要，依据对天象的观察，运用其规律计量年、月、日，科学合理地制定时间序列的法则，主要有阳历、阴历和农历三种。

一、年月日的概念

自古以来，地球的运动很自然地给人们提供了计量时间的依据。根据地球自转产生的昼夜交替形成了"日"的概念，根据月球绕地球运动产生的盈缺变化形成了"月"的概念，根据地球绕太阳公转产生的四季更迭形成了"年"的概念。

地球自转一周的时间为一日，这是以太阳为参考所确定的日，叫作太阳日。如某天正午太阳位于正南方，从这一刻起到第二天正午，太阳再次位于正南的时间间隔就是一天，也就是一个真太阳日。由于地球绕太阳运动的轨道是椭圆形，因此一年之内不同时间地球的公转速度有快有慢，造成真太阳日有长有短。为了方便起见，历法上使用的是平太阳日，也就是一年之中真太阳日的平均时间。

地球绕太阳公转一周为 365.2422 个平太阳日（365 天 5 小时 48 分 46 秒），

称为一回归年。月球绕行地球一周、盈缺循环一次需要29.5306个平太阳日(29日12小时44分2.8秒),称为一个朔望月。历法就是关于在一年中如何安排整数月,在一个月中如何安排整数日,以及如何选取一年起算点的方法。

二、阳历

阳历即太阳历,是以地球绕太阳公转的运动周期为基础而制定的历法。根据一回归年的长度,以365天为一年,称为平年。每年还余5小时48分46秒,逢4年则积攒为23小时15分4秒,大约等于一天,所以每4年增加一天,加在2月的末尾,这一年便是闰年。但由于4年加1天又多出了44分56秒,大约128年左右就又多算了一天(23小时57分52秒),也就是400年中大约多算了3天。为了抵消掉这3天,历法规定:每100年停一闰,每400年不停闰。因此公元数(非公元世纪整数)能被4整除的,就是闰年,而公元世纪的整数能被400整除的才是闰年。所以公元1700年、1800年、1900年不是闰年,而公元1200年、1600年、2000年是闰年。

阳历的月份和日期与太阳在黄道上的位置能够较好地符合,因此依据阳历可以明显看出寒来暑往的变化周期。阳历每年固定为12个月,每个月的日数固定,容易记忆,是目前大多数国家都使用的历法。

三、阴历

阴历是根据月相变化而确立的历法。一朔望月的长度比29天多,而比30天少,为了计算方便,历法规定:历月有大月和小月之分,大月30天,小月29天,一年定为12个月,全年共354天。但12个月实际上比354天多出8小时48分34秒,每30年便多出11天。因此阴历中每30年要安排11个闰年,每逢闰年在12月多加一天。这样阴历中每30年有19年是354天,有11年是355天。

由于朔望月比回归年更易于观测,因此古老文明几乎都采用阴历历法。

但阴历一年与一回归年几乎相差了 11 天，经过 17 年就要相差 6 个多月，因此就存在着有些年份冬夏倒置的问题，目前阴历已经较少使用了。

四、农历

农历是目前依旧广泛使用的中国传统历法，又称为夏历、汉历等。农历实际上是阴阳历并用的历法，它兼顾了月相变化和寒暑交替，设置了 24 节气以指导劳动人民的农业生产活动。一年 12 个月，每个月有 2 个节气，第一个称为"节气"（也称"节"），表示月份的开始，第二个称为"中气"（也称"气"），表示月份过半。其排列如表 3-1 所示。

表 3-1　二十四节气表

月份	正月	二月	三月	四月	五月	六月	七月	八月	九月	十月	十一月	十二月
节气	立春	惊蛰	清明	立夏	芒种	小暑	立秋	白露	寒露	立冬	大雪	小寒
中气	雨水	春分	谷雨	小满	夏至	大暑	处暑	秋分	霜降	小雪	冬至	大寒

节气是划分农历月份的标识，也就是说，农历的正月是从立春这一天开始，而不是从大年初一开始。农历历月的平均值大致等于朔望月，历年的平均值大致等于回归年，这样农历一年和一回归年也是相差了 11 天左右，这个矛盾通过设置闰月来解决，有闰月的这一年称为闰年，所以农历的闰年就有 13 个月。至于哪一个月为闰月，则与节气有关。有的农历月份，中气落在了月末，下个月就没有中气，一般每过两年多就有一个没有中气的月份，于是就把这个月作为闰月，跟在几月后面就称为闰几月。

五、地方时间与标准时间

人们使用的时间大致有两种：一是行政区时；二是地方时，也就是真太阳时。

所谓行政区时，就是每个国家或地区按其行政区域统一使用的时间。比如中国内地使用的是北京时间，这个"北京时间"就是行政区时，它并不是真正的北京当地时间，而是地球东经 120° 经线的平太阳时，北京的地理位置在东经 116°，比 120° 的位置晚了约 16 分钟。

所谓地方时，就是以各地子午线位置为准所测出的时间。我国古代使用的就是这种时间，通过日晷等工具来测日定时，将当地太阳通过子午线的最短日影定为正午时。地方时可以按照世界时区来进行推算。根据 1884 年国际经度会议上制订的办法，将经过英国伦敦格林威治天文台原址的经线定为 0° 经线，从西经 7.5° 到东经 7.5° 的范围作为中时区，从中时区的边界分别向东西每隔 15° 经度为一个时区，全球分为 24 个时区，在每一个时区内都以其中央子午线上的地方时作为该地区的标准时。

时空影响人体自然变化的规律，应当以地方时为准。由于地球每 24 小时自转一周（360°），每小时自转 15°，每 1° 经度的时间相差 60 ÷ 15=4 分钟。因此地方时与北京时间的换算关系是：

地方时 = 北京时间 –（120°– 当地经度）× 4 分钟

如成都位于东经 104°，其地方时与北京时间相差了（120–104）× 4=64 分钟

当所得值为负数时，则加上 24 小时。

第二节　干支推算法

子午流注针法是以时间为依据的针刺方法，古人以干支作为纪识时间的符号，因此需要进行年、月、日、时干支的推算，其中尤以日、时干支与子午流注针法关系最为密切。

一、年干支的推算

我国有确切纪年是从西周共和元年（公元前 841 年）开始的，这一年为

庚申年。公元元年相当于我国东汉时期平帝元始元年，为辛酉年，故公元后的第一个甲子年为公元4年。

推算年干支的方法为：当年公元数减3，得到的数值除以60，剩下的余数对应六十环周表中的干支就是该年的干支数。若余数为0，则可将余数看作60（即癸亥）。

例如2015年的年干支为：

（2015–3）÷60＝33……32

32在六十环周表中是乙未，故2015年是乙未年。

二、月干支的推算

月干支的推算是按照农历来计算。一年有12个月，地支也是12个，刚好相配。故每月的地支是固定不变的。排列如表3-2所示。

表3-2　十二地支与月份对应表

月份	正月	二月	三月	四月	五月	六月	七月	八月	九月	十月	十一月	十二月
地支	寅	卯	辰	巳	午	未	申	酉	戌	亥	子	丑

注：我国农历采用的是夏历，古代以北斗星斗柄的运转计算月分，斗柄指向寅位时即为夏历正月，故正月从寅开始。《淮南子·天文训》曰："天一元始，正月建寅。"

每月的天干可通过"五虎建元歌"来推算：

甲己之年丙作首，乙庚之年戊当头；

丙辛之年庚寅上，丁壬壬寅顺行流；

戊癸甲寅正月起，六十首法助医流。

也就是说，逢甲年、己年的正月干支是丙寅，乙年、庚年的正月干支是戊寅，丙年、辛年的正月干支是庚寅，丁年、壬年的正月干支是壬寅，戊年、癸年的正月干支是甲寅，其他月份的干支则向后顺次类推。

例如2015年是乙未年，农历正月为戊寅月，各月的干支排列如表3-3所示。

表 3-3　2015 年各月干支对应表

月份	正月	二月	三月	四月	五月	六月	七月	八月	九月	十月	十一月	十二月
干支	戊寅	己卯	庚辰	辛巳	壬午	癸未	甲申	乙酉	丙戌	丁亥	戊子	己丑

由于公元 4 年为甲子年，公元 3 年的 11 月为甲子月，到来年甲子年相差了 2 个月，故月干支也可采用如下公式进行推算：

月干数 =［（当年公元数 –4）×12+2+ 月数］÷10 所得余数

月支数 =［（当年公元数 –4）×12+2+ 月数］÷12 所得余数

例如 2015 年农历七月的干支数为：

月干数 =［（2015-4）×12+2+7］÷10=2414…1　甲

月支数 =［（2015-4）×12+2+7］÷12=2011…9　申

故 2015 年农历七月为甲申月。

三、日干支的推算

由于农历变化比较繁杂，故日干支采用阳历进行推算。计算公式为：

日干数 =（元旦日干数 + 每月天干应加应减数、

闰年三月后加一 + 日数）÷10 所得余数

日支数 =（元旦日支数 + 每月地支应加应减数、

闰年三月后加一 + 日数）÷12 所得余数

元旦日干支数的计算

元旦日干数 =［11+21N+5M–（闰年为 1/ 平年为 0）–R］÷10 所得余数

元旦日支数 =［11+21N+5M–（闰年为 1/ 平年为 0）–R］÷12 所得余数

其中：N= 公元年数 ÷4 所得整数商

M= 公元年数 ÷4 所得余数

R 值为按照四年一闰的规则，公元某年比实际多闰日数，从 1582 年 10 月 15 日以后，其推算公式为：R= 公元年数除以 100 所得整数商 – 公元年数除以 400 所得整数商 + 公元年数除以 4000 所得整数商 + 公元年数除以 20000

所得整数商 +……，公元 1900 年至 2099 年的 R 值为：

$$R=1900/100–1900/400=19–4=15$$

$$R=2099/100–2099/400=20–5=15$$

故公元 1900 至 2099 年的 R 值为恒值 15。

例如 2015 年元旦日干支数的计算：

$$2015÷4=503…3$$

元旦日干数 =［11+21×503+5×3–0–15］÷10=1057…4　丁

元旦日支数 =［11+21×503+5×3–0–15］÷12=881…2　丑

故 2015 年元旦为丁丑日

每月干支应加应减数：

每月干支应加应减数如表 3–4 所示，可按如下歌诀记忆。

一五双减一，二六加零六；

三减二加十，四减一加五；

七零九加二，八上加一七；

十上加二八，冬三腊三九。

表 3–4　每月干支应加应减数表

一月		二月		三月		四月		五月		六月		七月		八月		九月		十月		十一月		十二月	
干	支	干	支	干	支	干	支	干	支	干	支	干	支	干	支	干	支	干	支	干	支	干	支
减一	减一	加零	加六	减二	加十	加一	加五	减一	减一	加零	加六	加零	加零	加一	加七	加二	加二	加二	加八	加三		加三	加九

例如 2015 年 9 月 14 日的干支计算：

日干数 =（4+2+14）÷10=2…0　癸

日支数 =（2+2+14）÷12=1…6　巳

故 2015 年 9 月 14 日为癸巳日。

四、时干支的推算

每天 24 小时，每一时辰是 2 小时，一天十二个时辰配十二地支，由 23 点至 1 点为子时，依次顺推。地支与时间的关系如表 3-5 所示。

表 3-5　十二地支与时辰对应表

地支	子	丑	寅	卯	辰	巳	午	未	申	酉	戌	亥
时间	23-1	1-3	3-5	5-7	7-9	9-11	11-13	13-15	15-17	17-19	19-21	21-23

时天干根据日天干进行推算，歌诀如下。

甲己起甲子，乙庚起丙子；

丙辛起戊子，丁壬起庚子；

戊癸何方发，壬子是真途。

即甲日或己日的时辰从甲子时开始，乙日或庚日的时辰从丙子时开始，丙日或辛日的时辰从戊子时开始，丁日或壬日的时辰从庚子时开始，戊日或癸日的时辰从壬子时开始，其他时辰的干支则向后顺次类推。

例如 2015 年 9 月 14 日为癸巳日，这一天从壬子时开始，各时辰的干支如表 3-6 所示。

表 3-6　2015 年 9 月 14 日各时辰干支对应表

干支	壬子	癸丑	甲寅	乙卯	丙辰	丁巳	戊午	己未	庚申	辛酉	壬戌	癸亥
时间	23-1	1-3	3-5	5-7	7-9	9-11	11-13	13-15	15-17	17-19	19-21	21-23

（本章由赵雪、胡锦华编写）

第四章 开穴法

> 子午流注的开穴法主要有两种，一种是按天干开穴，称为"纳甲法"或"纳干法"；另一种是按地支开穴，称为"纳子法"或"纳支法"。

第一节 纳甲法

纳甲法，也称纳干法、日干子午流注，是根据每日气血输注十二经的天干时辰进行按时开穴的方法。使用时首先推算患者就诊的日、时干支，再根据五输穴的五行相生规律而依次开穴。

一、基本开穴规律

1. 阳进阴退开井穴

这里阳指天干，阴指地支，阳进阴退即时辰的天干按顺序推进，而地支从戌时起，按倒退次序与天干配合，然后根据十二经纳天干之法，依次开各经的井穴。即甲日的甲戌时开胆经的井穴足窍阴，乙日的乙酉时开肝经的井穴大敦，其余各日以此类推。由于每日每经值11个时辰，10日值110个时辰，但10日共应有120个时辰，相差了10个时辰，所以不在癸丑时开穴，而在癸亥时开穴，使甲日戌时相交的流注循环不受影响，如表4-1所示。

表 4-1　纳甲法开井穴表

日干	甲	乙	丙	丁	戊	己	庚	辛	壬	癸
时辰	甲→戌→	乙→酉→	丙→申→	丁→未→	戊→午→	己→巳→	庚→辰→	辛→卯→	壬→寅→	癸→亥→
经脉	胆	肝	小肠	心	胃	脾	大肠	肺	膀胱	肾
井穴	窍阴	大敦	少泽	少冲	厉兑	隐白	商阳	少商	至阴	涌泉

2. 阳日阳时开阳经穴，阴日阴时开阴经穴，经生经、穴生穴

根据日、时干支，按五输穴五行相生规律，在阳日的阳时顺次开取相生阳经的相生穴，阴日的阴时顺次开取相生阴经的相生穴。如甲日甲戌时开胆经的井穴足窍阴，下一时辰为乙亥时，为阴时不开穴，再下一时辰则为乙日的丙子时，开小肠经的荥穴前谷。乙日乙酉时开肝经的井穴大敦，下一个阴时为丁亥时，开心经的荥穴少府，再下一个阴时为丙日己丑时，开脾经的输穴太白。

3. 逢输过原

也称"返本还原"，即每当开至输穴的时候，同时开井穴所属经脉的原穴。如丙日己丑时开脾经的输穴太白，井穴（大敦）所属经脉为肝经，此时要同时开肝经的原穴太冲。阴经以输穴代原穴。

4. 日干重见，则气纳三焦、血归包络

所谓日干重见，是指每间隔 10 个时辰又重复见到同一天干的情况。由于天干 10 个，经脉 12 条，天干不够配经脉，最后要补全 2 个天干，故必然出现重见。如甲日第一个时辰为甲戌时，接下来进入乙日，经过丙子、戊寅、庚辰、壬午这几个时辰，最后一个阳时是甲申时，甲日两见甲时，故称日干重见。日干重见时，根据气纳三焦、血归包络的原则开穴。

气为阳，故凡是阳经开到合穴，下一阳时要开取三焦经生我穴（这里"我"指井穴所属经脉的五行属性）。如甲日甲戌时开胆经的井穴足窍阴，转注乙日壬午时要开膀胱经的合穴委中，下一阳时甲申时则要开三焦经的荥穴

液门，因为胆属木，生我者为水，故要开三焦经属水的五输穴。

血为阴，故凡是阴经开到合穴，下一阴时要开取心包经我生穴。如乙日乙酉时开肝经的井穴大敦，转注丙日癸巳时要开肾经的合穴阴谷，下一阴时乙未时则要开心包经的荥穴劳宫，因为肝属木，我生者为火，故要开心包经属火的五输穴。

根据纳甲法基本开穴规律，十日一循环，每日开穴时辰及所开穴位如表4-2所示。

表4-2　纳甲法逐日开穴对照表

甲日开穴：

日	甲日	乙日				
时辰	甲戌	丙子	戊寅	庚辰	壬午	甲申（日干重见）
时间	19-21	23-1	3-5	7-9	11-13	15-17
经脉	胆（木）	小肠	胃	大肠	膀胱	三焦（气纳三焦）
穴性	井	荥	输	经	合	荥
穴位	足窍阴	前谷	陷谷	阳溪	委中	液门
五行	金	水	木	火	土	水
			同开丘墟			

乙日开穴：

日	乙日	丙日				
时辰	乙酉	丁亥	己丑	辛卯	癸巳	乙未（日干重见）
时间	17-19	21-23	1-3	5-7	9-11	13-15
经脉	肝（木）	心	脾	肺	肾	心包（血归包络）
穴性	井	荥	输	经	合	荥
穴位	大敦	少府	太白	经渠	阴谷	劳宫
五行	木	火	土	金	水	火
			同开太冲			

丙日开穴：

日	丙日		丁日			
时辰	丙申	戊戌	庚子	壬寅	甲辰	丙午（日干重见）
时间	15-17	19-21	23-1	3-5	7-9	11-13
经脉	小肠（火）	胃	大肠	膀胱	胆	三焦（气纳三焦）
穴性	井	荥	输	经	合	输
穴位	少泽	内庭	三间	昆仑	阳陵泉	中渚
五行	金	水	木	火	土	木
			同开腕骨			

丁日开穴：

日	丁日			戊日		
时辰	丁未	己酉	辛亥	癸丑	乙卯	丁巳（日干重见）
时间	13-15	17-19	21-23	1-3	5-7	9-11
经脉	心（火）	脾	肺	肾	肝	心包（血归包络）
穴性	井	荥	输	经	合	输
穴位	少冲	大都	太渊	复溜	曲泉	大陵
五行	木	火	土	金	水	土
			同开神门			

戊日开穴：

日	戊日			己日		
时辰	戊午	庚申	壬戌	甲子	丙寅	戊辰（日干重见）
时间	11-13	15-17	19-21	23-1	3-5	7-9
经脉	胃（土）	大肠	膀胱	胆	小肠	三焦（气纳三焦）
穴性	井	荥	输	经	合	经
穴位	厉兑	二间	束骨	阳辅	小海	支沟
五行	金	水	木	火	土	火
			同开冲阳			

己日开穴：

日	己日				庚日	
时辰	己巳	辛未	癸酉	乙亥	丁丑	己卯（日干重见）
时间	9-11	13-15	17-19	21-23	1-3	5-7
经脉	脾（土）	肺	肾	肝	心	心包（血归包络）
穴性	井	荥	输	经	合	经
穴位	隐白	鱼际	太溪	中封	少海	间使
五行	木	火	土	金	水	金
			同开太白			

庚日开穴：

日	庚日				辛日	
时辰	庚辰	壬午	甲申	丙戌	戊子	庚寅（日干重见）
时间	7-9	11-13	15-17	19-21	23-1	3-5
经脉	大肠（金）	膀胱	胆	小肠	胃	三焦（气纳三焦）
穴性	井	荥	输	经	合	合
穴位	商阳	足通谷	足临泣	阳谷	足三里	天井
五行	金	水	木	火	土	土
			同开合谷			

辛日开穴：

日	辛日				壬日	
时辰	辛卯	癸巳	乙未	丁酉	己亥	辛丑（日干重见）
时间	5-7	9-11	13-15	17-19	21-23	1-3
经脉	肺（金）	肾	肝	心	脾	心包（血归包络）
穴性	井	荥	输	经	合	合
穴位	少商	然谷	太冲	灵道	阴陵泉	曲泽
五行	木	火	土	金	水	水
			同开太渊			

壬日开穴：

日	壬日					癸日
时辰	壬寅	甲辰	丙午	戊申	庚戌	壬子（日干重见）
时间	3-5	7-9	11-13	15-17	19-21	23-1
经脉	膀胱（水）	胆	小肠	胃	大肠	三焦（气纳三焦）
穴性	井	荥	输	经	合	井
穴位	至阴	侠溪	后溪	解溪	曲池	关冲
五行	金	水	木	火	土	金
			同开京骨、阳池			

癸日开穴：

日	癸日	甲日				
时辰	癸亥	乙丑	丁卯	己巳	辛未	癸酉（日干重见）
时间	21-23	1-3	5-7	9-11	13-15	17-19
经脉	肾（水）	肝	心	脾	肺	心包（血归包络）
穴性	井	荥	输	经	合	井
穴位	涌泉	行间	神门	商丘	尺泽	中冲
五行	木	火	土	金	水	木
			同开太溪、大陵			

二、合日互用取穴法

合日互用也称夫妻互用，是根据十天干相互配合的原理，即甲与己合，乙与庚合，丙与辛合，丁与壬合，戊与癸合，在甲日可取己日的经穴，反之己日可取甲日的经穴。例如甲日甲戌时开胆经井穴足窍阴，甲日乙亥时不开穴，根据甲与己合原则，乙亥时可取己日乙亥时肝经的中封穴。肝胆互为表里，从两穴的五行属性来看，阳井金与阴经金亦是表里相应，所以甲己两日所开的穴位可合并用于一日的治疗中，使其相互联系，扩大了流注取穴的范围。

三、单氏 142530 开穴法

纳甲法开穴通过合日互用后，仍有 24 个时辰无穴可开，可采用单玉堂提出的"142530 规律"解决这一问题。

从甲子顺推为乙丑、丙寅、丁卯、戊辰、己巳、庚午、辛未、壬申、癸酉、甲戌，将其中属阳的天干统一改为甲，则有甲子、甲寅、甲辰、甲午、甲申、甲戌的"六甲"之周期，同样，从乙丑顺推，将属阴的天干统一改为乙，则有乙丑、乙卯、乙巳、乙未、乙酉、乙亥的"六乙"之周期。以后的六丙、六丁、六戊、六己、六庚、六辛、六壬、六癸也据此类推。按此顺序，则其所对应的五输穴不论阴经还是阳经均按照井（1）、经（4）、荥（2）、合（5）、输（3）、纳（0）的规律排列，故简称为"142530 规律"。根据这一规律，按五行反克顺序可补入相应穴位，解决某些时辰无穴可开的弊端，如表 4-3 所示。

表 4-3 142530 反克取穴表

推算常规		1	4	2	5	3	0
五输穴和纳穴		井	经	荥	合	输	纳
六甲	干支	甲戌	甲子	甲寅	甲辰	甲午	甲申
	穴名	足窍阴	阳辅	（侠溪）	阳陵泉	（临泣）	液门
六乙	干支	乙酉	乙亥	乙丑	乙卯	乙巳	乙未
	穴名	大敦	中封	行间	曲泉	（太冲）	劳宫
六丙	干支	丙申	丙戌	丙子	丙寅	丙辰	丙午
	穴名	少泽	阳谷	前谷	小海	（后溪）	中渚
六丁	干支	丁未	丁酉	丁亥	丁丑	丁卯	丁巳
	穴名	少冲	灵道	少府	少海	神门	大陵

推算常规		1	4	2	5	3	0
五输穴和纳穴		井	经	荥	合	输	纳
六戊	干支	戊午	戊申	戊戌	戊子	戊寅	戊辰
	穴名	厉兑	解溪	内庭	足三里	陷谷	支沟
六己	干支	己巳	己未	己酉	己亥	己丑	己卯
	穴名	隐白	（商丘）	大都	阴陵泉	太白	间使
六庚	干支	庚辰	庚午	庚申	庚戌	庚子	庚寅
	穴名	商阳	（阳溪）	二间	曲池	三间	天井
六辛	干支	辛卯	辛巳	辛未	辛酉	辛亥	辛丑
	穴名	少商	（经渠）	鱼际	（尺泽）	太渊	曲泽
六壬	干支	壬寅	壬辰	壬午	壬申	壬戌	壬子
	穴名	至阴	（昆仑）	足通谷	（委中）	束骨	关冲
六癸	干支	癸亥	癸丑	癸卯	癸巳	癸未	癸酉
	穴名	涌泉	复溜	（然谷）	阴谷	（太溪）	中冲

注：表中穴名有括号的为补入的穴位。

四、郑氏补穴法

郑魁山提出的补穴方法有两条原则：①根据时辰的天干，决定开穴的经脉，即甲时胆，乙时肝，丙时小肠，丁时心，戊时胃，己时脾，庚时大肠，辛时肺，壬时膀胱，癸时肾；②根据时辰的地支，增补穴位，阳经按阳时补穴，即子时井，寅时荥，辰时输，午时经，申时合，戌时原；阴经按阴时补穴，即丑时井，卯时荥，巳时输，未时经，酉时合，亥时原。其增补的24个穴位为：甲、己日庚午时阳溪，壬申时委中；乙、庚日辛巳时太渊，癸未时复溜；丙、辛日壬辰时束骨，甲午时阳辅；丁、壬日乙巳时太冲，癸卯时然谷；戊、癸日甲寅时侠溪，丙辰时后溪，己未时商丘，辛酉时尺泽。

第二节 纳子法

纳子法，也称纳支法、时支子午流注，是根据每日气血输注十二经的地支时辰及五输穴母子相生规律，按病证虚实进行选穴的方法。

按经脉气血流注顺序，每日从寅时手太阴肺经开始，至丑时流注于足厥阴肝经止，周而复始，循环流注不息。每一时辰配合一经，按照"虚则补其母，实则泻其子"的原则取穴针刺。具体应用方法如下。

一、本经补母泻子取穴法

本经补母泻子是按本经五行属性与本经五输穴属性的相生关系，以生我者为母，我生者为子。虚证取其母穴用补法针刺，实证取其子穴用泻法针刺。例如肺经生病，因肺属金，其本经的母穴是属土的太渊，本经的子穴是属水的尺泽。实证时，可在经气流过肺经，肺气方盛的寅时泻尺泽；虚证时可在肺经经气流注时辰刚过的卯时补太渊。

临证时若遇气血流注时辰未到或已过，因病情较急而需要进行针刺，可按照"不盛不虚，以经取之"的原则，即取与本经同一属性的五输穴（又称本穴），或取本经原穴治疗。如肺属金，肺经的经穴经渠亦属金，此穴即为肺经之本穴，肺经的原穴为太渊。本经补母泻子取穴时辰及穴位如表4-4所示。

表4-4　本经补母泻子取穴对照表

经脉	五行	流注时辰	补法		泻法		本穴	原穴
			母穴	时辰	子穴	时辰		
肺	辛金	寅	太渊	卯	尺泽	寅	经渠	太渊
大肠	庚金	卯	曲池	辰	二间	卯	商阳	合谷

经脉	五行	流注时辰	补法		泻法		本穴	原穴
			母穴	时辰	子穴	时辰		
胃	戊土	辰	解溪	巳	厉兑	辰	足三里	冲阳
脾	己土	巳	大都	午	商丘	巳	太白	太白
心	丁火	午	少冲	未	神门	午	少府	神门
小肠	丙火	未	后溪	申	小海	未	阳谷	腕骨
膀胱	壬水	申	至阴	酉	束骨	申	足通谷	京骨
肾	癸水	酉	复溜	戌	涌泉	酉	阴谷	太溪
心包	丁火	戌	中冲	亥	大陵	戌	劳宫	大陵
三焦	丙火	亥	中渚	子	天井	亥	支沟	阳池
胆	甲木	子	侠溪	丑	阳辅	子	足临泣	丘墟
肝	乙木	丑	曲泉	寅	行间	丑	大敦	太冲

二、异经补母泻子取穴法

补母泻子法不仅可用于本经穴位，还可以通过异经取穴达到施治目的。如肺经虚证时，因肺属金，脾属土，土能生金，故可补脾经母穴大都，时间可取脾经经气流注时辰已过的午时进行针刺。异经补母泻子取穴时辰及穴位如表4-5所示。

表4-5 异经补母泻子取穴对照表

本经		母经					子经				
经脉	五行	经脉	五行	本穴	母穴	补母时辰	经脉	五行	本穴	子穴	泻子时辰
肺	金	脾	土	太白	大都	午	肾	水	阴谷	涌泉	酉
大肠	金	胃	土	足三里	解溪	巳	膀胱	水	通谷	束骨	申
胃	土	小肠	火	阳谷	后溪	申	大肠	金	商阳	二间	卯
脾	土	心	火	少府	少冲	未	肺	金	经渠	尺泽	寅

本经		母经					子经				
经脉	五行	经脉	五行	本穴	母穴	补母时辰	经脉	五行	本穴	子穴	泻子时辰
心	火	肝	木	大敦	曲泉	寅	脾	土	太白	商丘	巳
小肠	火	胆	木	足临泣	侠溪	丑	胃	土	足三里	厉兑	辰
膀胱	水	大肠	金	商阳	曲池	辰	胆	木	足临泣	阳辅	子
肾	水	肺	金	经渠	太渊	卯	肝	木	大敦	行间	丑
心包	火	肝	木	大敦	曲泉	寅	脾	土	太白	商丘	巳
三焦	火	胆	木	足临泣	侠溪	丑	胃	土	足三里	厉兑	辰
胆	木	膀胱	水	足通谷	至阴	酉	小肠	火	阳谷	小海	未
肝	木	肾	水	阴谷	复溜	戌	心	火	少府	神门	午

三、一日取六十六穴法

由于补母泻子取穴法，阴经一日只取20穴，阳经一日只取24穴，还有22穴没有取用。故窦汉卿在《标幽赋》中提出了"一日取六十六穴之法，方见幽微。"即按十二时辰所属经脉，在经脉气血当旺的时辰里，阴经开井、荥、输、经、合五穴，阳经开井、荥、输、原、经、合六穴。一个时辰2小时配合一经，每24分钟顺次开该经一个五输穴。如未时小肠经气血当旺，未时内的0~24分钟开井穴少泽，24~48分钟开荥穴前谷，48~72分钟开输穴后溪和原穴腕骨，72~96分钟开经穴阳谷，96~120分钟开合穴小海。

四、按时循经取穴法

按时循经取穴法是以一天分为十二个时辰，每一个时辰分配一经，当某经发生疾病时，相应时辰内可取这一经从起点到终点的各穴。如每日寅时从中府到少商的肺经十一个穴都可选用。

（本章由赵雪、王婷婷编写）

第五章

针刺法

毫针刺法是子午流注针法的基本操作方法。本章依据《中华人民共和国国家标准——针灸技术操作规范第20部分：毫针基本刺法（GB/T 21709.20-2009）》编写，施行其他针灸操作时可参考相应国家标准。

第一节　施术前的准备

一、针具选择

毫针可分为针尖、针身、针根、针柄、针尾五部分（图5-1），其规格由针身的长度和粗细来确定。根据患者体质、年龄、病情和腧穴部位的不同，选用不同规格的毫针（图5-2）。短毫针主要用于皮肉浅薄部位的腧穴，作浅刺之用；长毫针多用于肌肉丰厚部位的腧穴，作深刺、透刺之用。

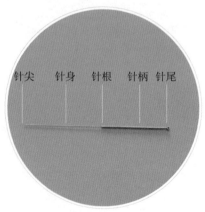

图 5-1　毫针的构造

针刺前应注意对毫针进行检查，如针尖是否有倒钩（图5-3），针身是否光滑、挺直、无锈蚀（图5-4），针根缠绕是否紧密等，推荐使用一次性毫针。

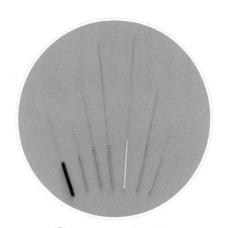

图5-2　不同规格的毫针

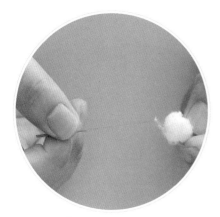

图5-3　针尖的检查

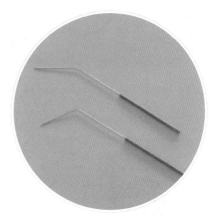

图5-4　不宜使用的毫针

二、体位选择

针刺时对患者体位的选择，应以术者能正确取穴、施术方便，患者在留针和行针时感到舒适为原则，常用体位有卧位和坐位（图5-5）。

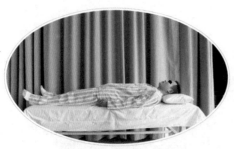

a. 仰卧位：适用于胸腹部的腧穴

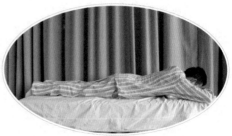

b. 俯卧位：适用于背腰部的腧穴

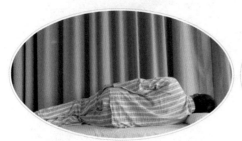

c. 侧卧位：适用于侧身部的腧穴

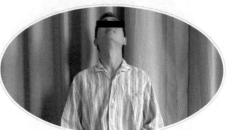

d. 仰靠坐位：适用于前额、颜面、
上肢、颈前和上胸部的腧穴

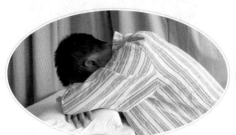

e. 俯伏坐位：适用于头顶、枕
项和肩背部的腧穴

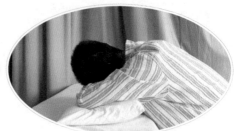

f. 侧伏坐位：适用于头颞、面颊、
颈侧和耳部的腧穴

图5-5　针刺体位

三、消毒

针具器械消毒

①高压蒸气灭菌：将针具用布包好，放在密闭的高压蒸气锅内灭菌。一般在 $1.0~1.4kg/cm^2$ 的压力，$115℃~123℃$ 的高温下保持 30 分钟以上。②药液浸泡消毒：将针具放入 75% 乙醇内浸泡 30~60 分钟，取出用消毒巾或消毒棉球擦干后使用。也可置于一般器械消毒液（如 84 消毒液）内，按相关规定浓度及时间进行浸泡清毒。

接触物品消毒

直接和毫针接触的针盘、针管、针盒、镊子等，可用 2% 苏尔溶液或 1∶1000 升汞溶液浸泡 1~2 小时。

术者手指消毒

在针刺操作前，术者应先用肥皂水将手洗刷干净，待干后再用 75% 乙醇棉球擦拭施术手指（图 5-6）。

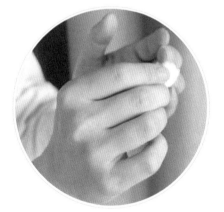

图 5-6　术者手指消毒

针刺部位消毒

在患者需要针刺的腧穴皮肤上用 75% 乙醇棉球或 0.5% 碘伏棉球擦拭（图 5-7）。

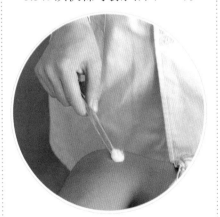

图 5-7　针刺部位消毒

☺ 治疗室内消毒

针灸治疗室内消毒，包括治疗床上用的床垫、枕巾、毛毯等物品，要按时换洗晾晒；提倡采用一人一用的消毒垫布、垫纸和枕巾。治疗室也应定期消毒，保持空气流通，环境卫生整洁。

第二节　施术方法

一、持针法

针刺治疗时，持针进行操作的手称为刺手，一般为右手；配合刺手按压穴位局部，协同刺手进针、行针的手称为押手，一般为左手（图5-8）。

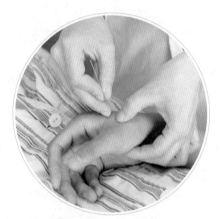

图5-8　刺手与押手

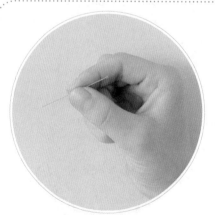

图5-9　二指持针法

☺ 两指持针法

刺手拇、食指指腹捏住针柄，或用拇指指腹与食指桡侧指端捏住针柄（图5-9）。

三指持针法

刺手拇指、食指、中指指腹捏拿针柄，拇指在内，食指、中指在外，应三指协同（图5-10）。

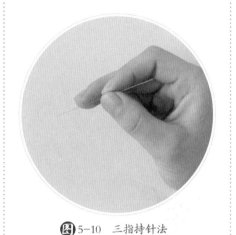

图 5-10　三指持针法

持针体法

刺手拇、食两指拿一消毒干棉球，裹针体近针尖的部位，并用力捏住（图5-11）。

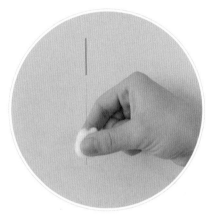

图 5-11　持针体法

二、进针法

爪切进针法

押手拇指或食指的指甲掐切腧穴皮肤，刺手持针，针尖紧靠押手指甲缘迅速刺入（图5-12）。

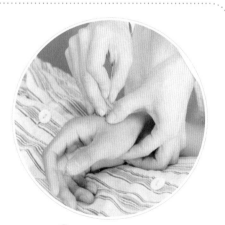

图 5-12　爪切进针法

舒张进针法

押手食、中指或拇、中指将所刺腧穴部位皮肤撑开绷紧，刺手持针刺入，用于皮肤较松弛处进针（图5-13）。

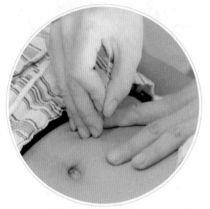

图5-13　舒张进针法

提捏进针法

押手拇、食二指将欲刺腧穴两旁的皮肤提捏起，刺手持针从提捏的腧穴上刺入，用于皮肉浅薄处的进针（图5-14）。

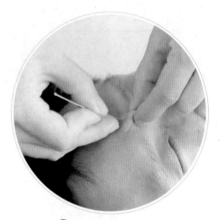

图5-14　提捏进针法

夹持进针法

押手拇、食二指持消毒干棉球，裹于针体下端，露出针尖，使针尖接触腧穴，刺手持针柄，刺、押手同时用力将针刺入，用于较长毫针进针（图5-15）。

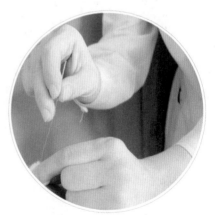

图5-15　夹持进针法

捻转进针法

刺手持针，均匀捻转针柄，边捻转边进针，捻转角度应小于90°（图5-16）。

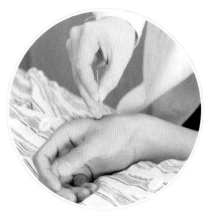

图 5-16　捻转进针法

管针进针法

将针先插入用玻璃、塑料或金属制成的比针短的小针管内，触及腧穴表面皮肤；押手压紧针管，刺手食指对准针尾弹击，使针尖迅速刺入皮肤；然后将针管去掉，再将针刺入穴内（图5-17）。

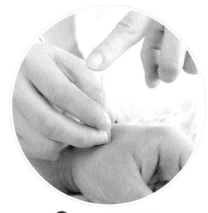

图 5-17　管针进针法

三、针刺角度（图5-18）

直刺法

将针体与皮肤呈90°左右垂直刺入皮肤，适用于大多数穴位。

斜刺法

将针体与皮肤呈45°左右倾斜刺入皮肤，适用于控制针感方向。

横刺法

将针体与皮肤呈15°左右横向刺入皮肤，适用于头面、胸背及肌肉浅薄处。

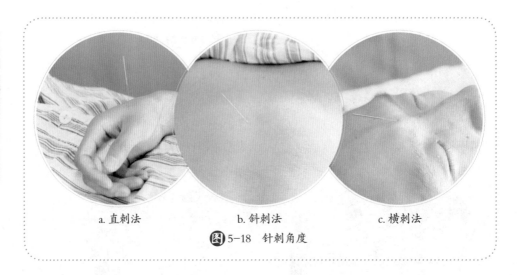

a. 直刺法　　　　　　b. 斜刺法　　　　　　c. 横刺法

图 5-18　针刺角度

四、基本行针手法

⚙ 提插法

　　将针刺入腧穴一定深度后，将针向上引退为提，将针向下刺入为插（图5-19）。使用提插法时指力要均匀，幅度以 3~5 分为宜，频率每分钟 60 次左右，保持针身垂直，不改变针刺角度、方向。

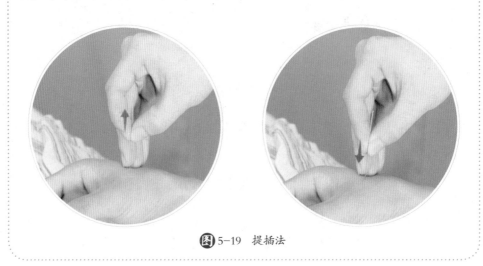

图 5-19　提插法

○ 捻转法

将针刺入腧穴一定深度后，用拇指与食、中指指腹持针柄，或拇指指腹与食指桡侧持针，做左右交替捻转。使用捻转法时，指力要均匀，角度一般在 180° 左右，不能单向捻针。

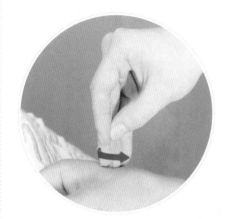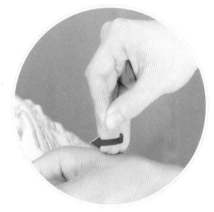

图 5-20　捻转法

五、针刺得气

针刺得气与否是影响针刺疗效的重要因素之一。针下得气时，患者可有酸、麻、胀、重等感觉，有时还可出现热、凉、痒、痛、抽搐、蚁行等感觉，或呈现沿着一定方向和部位传导和扩散现象。施术者的刺手可体会到针下沉紧、涩滞或针体颤动等反应。

在得气的基础上，可根据病证虚实施以不同补泻手法。如针刺后不得气，可用手指于所针腧穴之经上循摄、爪切，以催其气至，也可用提插、捻转、震颤等手法催气。针刺得气后，为使针感能加强与持久，可以押手拇指或食指压在所刺腧穴旁边以守气。具体操作方法可参考其他相关书籍。

六、留针和出针

留针

将针刺入腧穴后，留置 20~30 分钟左右。可根据病情确定留针时间，在此期间可行针。

出针

留针时间已到，针下轻滑，即可出针；如针下仍沉紧者，则稍稍向上提针，待针下轻滑时出针。出针时押手持消毒干棉球轻压针刺部位，刺手拇、食指持针柄，将针退出皮肤后，立即用棉球按压针孔，以防止出血（图 5-21）。

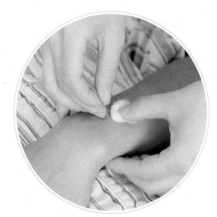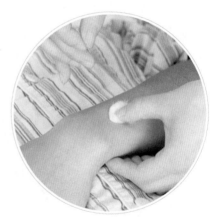

图 5-21　出针

第三节　常见针刺异常情况及处理

一、晕针

1 现象

在针刺过程中，患者突感头晕、目眩、心慌、恶心欲吐；重者出现面色苍白、冷汗淋漓、四肢厥冷、心慌气短、脉细弱而数，甚者出现晕厥。

2 原因

多见于初次接受治疗的患者，可因精神紧张、体质虚弱、劳累过度、饥饿或大汗之后引起晕针。患者体位不当，施术者手法过重也可能出现晕针。

3 处理

立即停止针刺，或停止留针，将已刺之针迅速起出，让患者平卧，头部放低，松开衣带，注意保暖。轻者给饮热水，静卧片刻即可恢复。重者可选取水沟、合谷、足三里等穴针刺或指压。出现晕厥现象时，应采取相应的急救措施处理。

4 预防

对初次接受针灸治疗和精神紧张者，应先做好解释工作。初次就诊者尽量采用卧位，取穴不宜过多，刺激不宜过重。对于饥饿、过度疲劳者，应待其进食、体力恢复后再进行针刺。针刺过程中应密切注意患者，有不适等晕针先兆需及早采取处理措施。

二、滞针

1 现象

行针或留针后，术者感觉针下涩滞，提插、捻转、出针均感困难，有时患者感觉剧痛。

❷ 原因

患者精神紧张，或捻针不当使肌肉缠针，或进针后患者体位挪动，局部肌肉痉挛所致。

❸ 处理

切忌强力捻转、提插和出针。如因患者精神紧张，或肌肉痉挛而致者，可安抚患者令其放松，术者在滞针邻近部位予以循按，或弹动针柄，或在附近再刺 1 针；如因单向捻针而致者，需反向将针捻回。

❹ 预防

对精神紧张者，应先做好解释，消除顾虑，注意患者的体位和针刺的强度，避免单向捻针。

三、弯针

❶ 现象

针刺入腧穴后，针体在穴内发生弯曲。

❷ 原因

术者进针方法不熟练，用力不均匀或过猛，或针下碰到坚硬组织，或患者在留针时改变体位，或针柄受外力碰击，或滞针处理不当。

❸ 处理

出现弯针后，不可再提插、捻转。如系轻度弯曲，可按一般出针法，将针慢慢退出。若针体弯曲较大，应顺着弯曲方向将针退出。如弯曲不止一处，须视针柄扭转倾斜的方向，逐渐分段退出。

❹ 预防

术者进针手法要熟练，运针要轻巧。患者的体位要选择恰当，并嘱其在留针时不要随意变动体位。注意针刺部位和针柄不能受外力碰压。

四、折针

① 现象

针身折断，或部分针体浮露于皮肤之外，或全部没于皮肤里。

② 原因

针具质量欠佳，或针体、针根有剥蚀损伤，或针刺时将针体全部刺入，或行针时强力提插、捻转所致。

③ 处理

术者应沉着，安抚患者不要恐惧，保持原有体位。如皮肤外尚露有残端，可用镊子钳出。若残端与皮肤相平，可用押手拇、食指在针旁按压皮肤，使之下陷，使残端露出皮肤，再用镊子取出。如残端没于皮内，应采用外科手术方法取出。

④ 预防

针前应仔细检查针具，特别是针根部分。针刺时不应将针体全部刺入腧穴。如有弯针、滞针等异常情况，应按规定方法处理，不可强力硬拔。

五、出血和皮下血肿

① 现象

出血是指出针后针刺部位出血；皮下血肿是指出针后针刺部位出现肿胀，皮肤呈青紫色。

② 原因

刺伤血管所致。

③ 处理

出针时出血者，可用干棉球按压出血部位，切忌揉动。微量的皮下出血而出现局部小块青紫时，一般不必处理。若局部肿胀较重、青紫面积较大者，可先作冷敷以止血,24小时后再做热敷以促使局部瘀血消散吸收。

④ 预防

针刺时应避开血管，行针时避免手法过强，并嘱患者不可随意改变体位。对于易出血穴位如眼区周围穴位，出针时立即用消毒干棉球按压针孔。

第四节　注意事项和禁忌

一、注意事项

① 施术过程中，如某些刺法需要触及针体时，应当用消毒棉球作间隔物，术者手指不宜直接接触针体。

② 行针时，提插幅度和捻转角度的大小、频率的快慢、时间的长短等，应根据患者的具体情况和术者所要达到的目的而灵活掌握。

③ 头、目等部位应注意针孔的按压。对于头皮、眼周围等易出血的部位，出针时尤应注意，出针后急用干棉球按压，此时按压要适度着力，切勿揉按，以免出血。对于留针时间较长的，出针后亦应按压针孔。

二、禁忌

① 饥饿、饱食、醉酒、大怒、大惊、过度疲劳、精神紧张者，不宜立即进行针刺；体质虚弱，气血亏损者，其针感不宜过重，应尽量采取卧位行针。

② 针刺时应避开大血管，腧穴深部有脏器时应掌握针刺深度，切不可伤及脏器。

③ 小儿囟门未闭合时，囟门附近的腧穴不宜针刺。由于小儿不易配合，所以一般不留针。

❹ 孕妇不宜刺下腹部、腰骶部以及三阴交、合谷、至阴等对胎孕反应敏感的腧穴。

❺ 皮肤有感染、溃疡、瘢痕或肿瘤部位，除特殊治疗需要外，均不应在患部直接针刺。

❻ 有凝血机制障碍的患者，应禁用针刺。

（本章由安琪、王婷婷、刘阳阳编写）

子午流注针法
临床应用广泛，对各
科病证的治疗均有报道。
由于本法是基于脏腑经脉的
气血流注时辰来选穴治疗，故
本篇先简要介绍了脏腑病证的辨
治要点，并附逐日按时取穴的参
考处方，以期为子午流注针法
的使用提供一定指导，再以
病案形式展现其在临床
各科的应用情况。

临床篇

关
键
词

○ 脏腑辨证
○ 取穴处方
○ 各科病证

第六章

脏腑病证辨治概要

第一节 肺系病证

一、肺系病证概述

肺主气，司呼吸，肺气宜宣宜降，所以肺的病变主要表现为气机的升降出入失常。若肺气为邪壅闭，宣降不利，常表现为咳嗽，甚则喘息。肺开窍于鼻，外合皮毛，且为娇脏，不耐寒热，故感受外邪，或瘵虫侵袭，常首先犯肺，而发为感冒、肺痨。肺朝百脉，主治节，助心管理调节血液的运行，若肺气失调，可引起心血运行不利，而发为胸闷、胸痛、咯血。肺主通调水道，下输膀胱，若肺气不降，通调失利，可导致水液潴留，而发为水肿和小便失利。肺与大肠互为表里，大肠职司传导，赖肺气之下降而排泄通达；反之，大肠积滞不通，也能影响肺之肃降。

临床常见的病证主要有感冒、咳嗽、哮证、喘证、肺痈、肺痨、肺痿、咳血、衄血等。

二、辨治要点

肺的病证，有邪实和正虚之分。邪实之证，表现有风、寒、热、痰、饮、瘀等证，或为寒闭，或为热壅，或为痰阻，多由起居不慎，寒热失调，感受外邪所致；正虚之证，有阴虚、气虚、气阴两虚，或为肺气亏虚，或为肺阴耗伤。

肺实者，宜疏邪祛痰利气。偏于寒者宜温宣，偏于热者宜清肃。肺虚者，应辨其阴虚、气虚而培补之。阴虚者，滋阴养肺；气虚者，补益肺气；气阴并虚者，治当兼顾。

三、逐日按时取穴方法

◯ 处方

日干	时辰	参考处方
甲日	巳时（9-11 点）	肺俞，膻中，中府，列缺，商丘 △
	未时（13-15 点）*	膻中，天府，尺泽 △，列缺，少商
乙日	辰时（07-09 点）*	肺俞，曲池，偏历，阳溪 △，合谷
丙日	戌时（19-21 点）	肺俞，肩髃，曲池，偏历，内庭 △
丁日	酉时（17-19 点）	膻中，中府，尺泽，列缺，大都 △
	亥时（21-23 点）*	膻中，中府，尺泽，太渊 △，神门
戊日	午时（11-13 点）	肺俞，曲池，偏历，阳溪，厉兑 △
	申时（15-17 点）*	肺俞，曲池，偏历，二间 △，商阳
己日	巳时（9-11 点）	膻中，中府，尺泽，列缺，隐白 △
	未时（13-15 点）*	膻中，中府，列缺，太渊，鱼际 △
庚日	辰时（07-09 点）	肺俞，肩髃，曲池，偏历，商阳 △
辛日	亥时（21-23 点）	膻中，中府，尺泽，列缺，阳陵泉 △
壬日	申时（15-17 点）	肺俞，肩髃，曲池，偏历，解溪 △
	戌时（19-21 点）	肺俞，肩髃，曲池 △，偏历，合谷

注：①每组治疗方案后注有 ★ 标志者，为最佳治疗时辰。②注有 △ 标志者，为本时辰中子午流注纳甲法所取用的五输穴。

✿ 定位

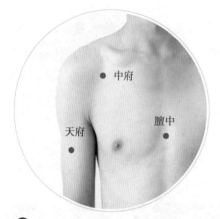

图6-1 膻中、中府、天府的体表位置

五输穴：参照第二章第三节。

中府：在胸部，横平第1肋间隙，锁骨下窝外侧，前正中线旁开6寸（图6-1）。

膻中：在胸部，横平第4肋间隙，前正中线上（图6-1）。

天府：在臂前区，腋前纹头下3寸，肱二头肌桡侧缘处（图6-1）。

列缺：在前臂，腕掌侧远端横纹上1.5寸，拇短伸肌腱与拇长展肌腱之间，拇长展肌腱沟的凹陷中（图6-2）。简便取穴法：两手虎口自然平直交叉，一手食指按在另一手桡骨茎突上，指尖下凹陷中是穴。

偏历：在前臂，腕背侧远端横纹上3寸，阳溪与曲池连线上（图6-2）。

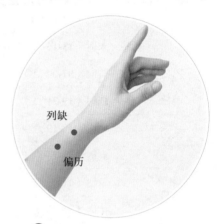

图6-2 列缺、偏历的体表位置

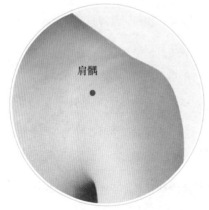

图6-3 肩髃的体表位置

肩髃：在三角肌区，肩峰外侧缘前端与肱骨大结节两骨间凹陷中（图6-3）。简便取穴法：屈臂外展，肩峰外侧缘呈现前后两个凹陷，前下方的凹陷即是本穴。

肺俞：在脊柱区，第 3 胸椎棘突下，后正中线旁开 1.5 寸（图 6-4）。

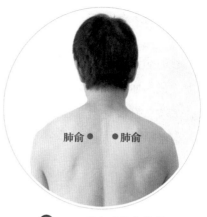

肺俞 ● ●肺俞

图6-4 肺俞的体表位置

第二节 心系病证

一、心系病证概述

心主血脉，又主神明，所以心的病理表现主要是血脉运行的障碍和神志思维活动的异常，而出现失眠、健忘、昏迷、癫狂、痫、厥等病证，同时也可引起其他脏腑功能活动的紊乱。心包为心之外卫，保护心脏，犹如心脏的屏障，是外邪侵犯心脏的外卫防线，故外感温邪逆传，多为心包所受，而心本脏之病，多起于内伤，如禀赋薄弱，脏气虚弱，或病后失调以及思虑过度，伤及心脾，都是导致心阴虚或心阳虚的病因。心阴虚的主要病机为心血亏耗，心阳虚的主要病机为心气不足，两者均可表现为心神不宁。若情志抑郁，化火生痰，痰火上扰，或气滞脉中，瘀血阻络，或饮邪阻遏心阳，又可表现为心之热证和实证。因舌为心之窍，且心与小肠互为表里，所以心热常反映出舌尖色红，如热移于小肠，则见心烦舌疮、小便短赤。

临床常见的病证主要有心悸、胸痹、失眠、癫狂、痫病等。

二、辨治要点

心的病证有虚有实。虚证为气血阴阳之不足，分为阳虚（包括气虚）和阴虚（包括血虚）两类，亦可阴阳两虚并见。实证为火、热等病邪的侵犯或痰、水饮、瘀血等阻滞，也可相兼为病。虚实之间常兼夹互见。

虚证分别用温阳、补气、滋阴、养血法，实证宜予清火、涤痰、化饮、行瘀法。若热陷心包者，当清心开窍；心神不安者，宜镇心安神；虚实夹杂者，又需兼顾调治。

三、逐日按时取穴方法

处方

日干	时辰	参考处方
甲日	酉时（17-19点）*	膻中，章门，间使，内关 △
	戌时（19-21点）	膻中，天宗，肩贞，支正，足窍阴 △
乙日	申时（15-17点）*	膻中，天池，支沟，液门 △
	酉时（17-19点）*	巨阙，章门，少海，通里，大敦 △
	亥时（21-23点）*	巨阙，章门，灵道，通里，少府 △
丙日	未时（13-15点）*	膻中，天池，曲泽，内关，劳宫 △
	申时（15-17点）	秉风，肩贞，支正，少泽 △，中脘
丁日	午时（11-13点）*	秉风，天井，支沟，中渚 △，中脘
	未时（13-15点）	巨阙，章门，通里，少府，少冲 △
戊日	巳时（9-11点）*	膻中，天池，曲泽，内关，大陵
己日	辰时（07-09点）*	天池，天井，内关，支沟 △，中脘
	亥时（21-23点）*	巨阙，章门，通里，少府，中封 △
庚日	戌时（19-21点）*	天宗，肩贞，支正，阳谷 △，中脘
辛日	未时（13-15点）	巨阙，章门，通里，太渊，太冲 △
	酉时（17-19点）	巨阙，章门，少海，通里，灵道 △
壬日	午时（11-13点）	膻中，肩贞，阳池，后溪 △，京骨
癸日	亥时（21-23点）	肾俞，章门，照海，涌泉 △

定位

五输穴：参照第二章第三节。

内关：在前臂前区，腕掌侧远端横纹上2寸，掌长肌腱与桡侧腕屈肌腱之间（图6-5）。

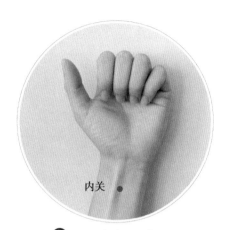

图6-5 内关的体表位置

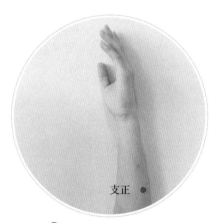

图6-6 支正的体表位置

支正：在前臂后区，腕背侧远端横纹上5寸，尺骨尺侧与尺侧腕屈肌之间（图6-6）。

中脘：在上腹部，脐中上4寸，前正中线上（图6-7）。

巨阙：在上腹部，脐中上6寸，前正中线上（图6-7）。

天池：在胸部，第4肋间隙，前正中线旁开5寸（图6-7）。

章门：在侧腹部，在第11肋游离端的下际（图6-7）。

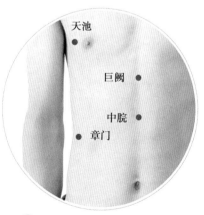

图6-7 中脘至章门的体表位置

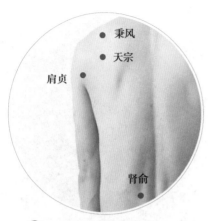

图 6-8　肩贞至肾俞的体表位置

肩贞：在肩胛区，肩关节后下方，腋后纹头直上1寸（图6-8）。

天宗：在肩胛区，肩胛冈中点与肩胛骨下角连线上1/3与下2/3交点凹陷中（图6-8）。

秉风：在肩胛区，肩胛冈中点上方冈上窝中（图6-8）。

肾俞：在脊柱区，第2腰椎棘突下，后正中线旁开1.5寸（图6-8）。

第三节　脾胃病证

一、脾胃病证概述

脾胃为后天之本，气血津液化生之源。脾的特性是喜燥恶湿，脾病运化转输不健，则水津敷布失常，故脾病多与湿有关，造成水湿停聚，为饮为肿；脾失健运，气血津液化源衰少，则脏腑、经络、四肢百骸失于滋养；脾又主统血，脾气虚弱，气不摄血，血不归经，血证由此而生。

脾与胃互为表里，脾主运化，胃主受纳腐熟，二者升降相因，运纳相合，燥润相济，共同完成水谷的消化、吸收与敷布。若脾胃升降失常，则水谷的受纳、腐熟、转输等功能发生障碍，由此而起呕吐、呃逆、泄泻、腹胀等病证；胃为燥土，本性喜润恶燥，若食积郁热，则易伤津液，而见口渴、便秘之证。

临床常见病证主要有泄泻、胃痛、呃逆、呕吐、痰饮、吐血、便血、便秘等。

二、辨治要点

脾之为病，其证候不外虚、实、寒、热等方面。虚证，主要有脾气虚、脾阳虚和中气不足之证；实证有寒湿困脾、湿热蕴脾等。脾与湿的关系非常密切，脾虚可以生湿，湿盛可致脾虚，形成本虚标实之证。脾虚影响他脏，可出现兼证。虚证可用温中祛寒、补中益气法；实证宜用清化湿热、温化寒湿法；若虚实夹杂，又当祛邪与补脾兼顾。

胃系疾病的辨证，宜分别寒、热、虚、实的不同。由于胃为阳腑，喜润恶燥，以和降为顺，故其治疗原则应以理气止痛、滋养胃阴、和降胃气为主。胃与脾在生理、病理上相互影响，故论治应参合进行。

三、逐日按时取穴方法

◯ 处方

日干	时辰	参考处方
甲日	巳时（9-11点）*	章门，下脘，商丘 Δ，公孙，太白
	酉时（17-19点）	膻中，章门，中冲 Δ，公孙，大都
乙日	申时（15-17点）	乳根，中脘，液门 Δ，足三里，丰隆
	亥时（21-23点）	章门，下脘，少府 Δ，公孙，大都
丙日	申时（15-17点）	乳根，中脘，少泽 Δ，足三里，解溪
	戌时（19-21点）*	中脘，天枢，足三里，解溪，内庭 Δ
丁日	午时（11-13点）	中脘，中渚，足三里，解溪，丰隆
	未时（13-15点）	章门，下脘，少冲，公孙，大都
	酉时（17-19点）	章门，下脘，公孙，太白，大都 Δ
戊日	巳时（9-11点）	章门，内关，大陵，三阴交 Δ，公孙
	午时（11-13点）*	中脘，天枢，足三里，陷谷，厉兑 Δ
己日	巳时（9-11点）	章门，三阴交，公孙，大都，隐白 Δ
庚日	戌时（19-21点）	中脘，乳根，天枢，阳谷 Δ，足三里

日干	时辰	参考处方
辛日	酉时（17-19 点）	章门，下脘，灵道 Δ，商丘，公孙
	亥时（21-23 点）*	章门，阴陵泉 Δ，商丘，公孙
壬日	午时（11-13 点）	中脘，天枢，阳池，后溪 Δ，京骨
	申时（15-17 点）*	乳根，中脘，天枢，足三里，解溪 Δ

定位

五输穴：参照第二章第三节。

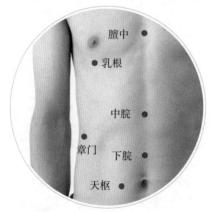

图 6-9 乳根至章门的体表位置

乳根：在胸部，第 5 肋间隙，前正中线旁开 4 寸（图 6-9）。

膻中：在胸部，横平第 4 肋间隙，前正中线上（图 6-9）。

中脘：在上腹部，脐中上 4 寸，前正中线上（图 6-9）。

下脘：在上腹部，脐中上 2 寸，前正中线上（图 6-9）。

天枢：在腹部，横平脐中，前正中线旁开 2 寸（图 6-9）。

章门：在侧腹部，在第 11 肋游离端的下际（图 6-9）。

丰隆：在小腿外侧，外踝尖上 8 寸，胫骨前肌的外缘；条口外侧一横指处（图 6-10）。

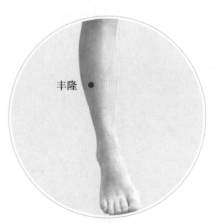

图 6-10 丰隆的体表位置

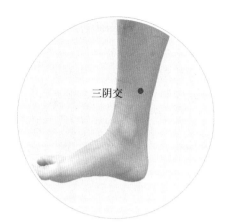

三阴交：在小腿内侧，内踝尖上 3 寸，胫骨内侧缘后际（图 6-11）。

图 6-11　三阴交的体表位置

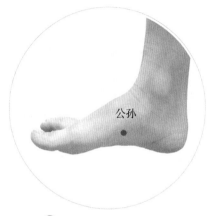

公孙：在跖区，第 1 跖骨底的前下缘赤白肉际处（图 6-12）。

图 6-12　公孙的体表位置

第四节　肾与膀胱病证

一、肾与膀胱病证概述

肾主藏精，为人体生长、发育、生殖之源，为生命活动之根，故称为先天之本；肾藏真阴而寓元阳，只宜固藏，不宜泄露，所以肾病本质多属于虚证。禀赋薄弱、劳倦过度、房事不节、生育过多、久病失养、皆可损伤精气而生多种疾病。肾主水，维持体内水液的平衡，肾阳虚衰，关门不利，气不行水，水湿内聚，或泛溢肌肤，则发为痰饮水肿；命门火衰，则为阳痿、五更泄泻；肾气亏耗，封藏无权，固摄失司，常致滑精、早泄、小便失禁；气不归元，肾不纳气，则喘逆、短气；劳伤日久，真阴亏虚，可致眩晕、耳鸣等病证；肾阴耗伤，阴不济阳，虚火上越，心肾不交，可导致虚烦不寐、心悸健忘、潮热盗汗等症。肾主骨，生髓，以使骨坚齿固，脑充发荣，精力充沛。肾精不足，则腰膝酸软，牙齿松动，神疲健忘，精神萎靡，毛发枯涩，易断易脱。

膀胱位于小腹，其生理功能主要为化气行水，贮存津液和排出小便，其病理表现主要为气化无权。若膀胱有病，气化功能失常，可导致尿量、尿次、排尿和尿液的色、质发生变化。至于膀胱实热病证，则由他脏移热所致，或本腑湿热蕴结而成。膀胱的功能有赖于肾中阳气的蒸腾气化作用，故膀胱病变每与肾脏密切相关。

临床上常见病证主要有水肿、遗精、阳痿、腰痛、耳鸣、耳聋、眩晕、泄泻、小便不利、癃闭、遗尿或小便失禁等。

二、辨治要点

肾病主要是虚证，在此基础上也可有本虚标实之证。虚证应辨别阴虚还是阳虚，阳虚包括肾气虚弱、肾气不固、肾阳不振以及肾不纳气；阴虚为肾阴（精）亏虚；本虚标实证则有肾虚水泛、阴虚火旺等。治疗当以补肾为主，分别采用温补肾阳或滋养肾阴的方法，并掌握阴阳互根这一规律，予以兼顾。

膀胱病证有虚有实。实证多由湿热所致，治宜清利湿热为主；虚证常见寒象，每与肾虚并见，治宜温肾固摄；若肾虚而膀胱有热者，则属虚实夹杂，治当益肾清利，分别主次，虚实同治。

三、逐日按时取穴方法

○ 处方

日干	时辰	参考处方
甲日	未时（13-15 点）	京门，关元，尺泽 Δ，太溪，照海
乙日	辰时（07-09 点）	膀胱俞，中极，阳溪 Δ，委中，飞扬
	午时（11-13 点）	膀胱俞，中极，委中 Δ，承山，至阴
丙日	巳时（9-11 点）	京门，阴谷 Δ，太溪，照海，复溜
戊日	申时（15-17 点）	膀胱俞，中极，二间 Δ，足通谷
	戌时（19-21 点）*	膀胱俞，中极，冲阳，束骨 Δ，足通谷
己日	酉时（17-19 点）*	京门，复溜，照海，太溪 Δ，太白
	亥时（21-23 点）	京门，关元，照海，复溜，中封 Δ
庚日	午时（11-13 点）*	膀胱俞，中极，承山，束骨，足通谷 Δ
辛日	巳时（9-11 点）*	京门，关元，复溜，照海，然谷 Δ
	未时（13-15 点）	京门，太渊，照海，太溪，太冲 Δ
壬日	戌时（19-21 点）	膀胱俞，曲池 Δ，承山，飞扬，昆仑
癸日	亥时（21-23 点）*	京门，关元，照海，然谷，涌泉 Δ

○ 定位

五输穴：参照第二章第三节。

京门：在上腹部，当第 12 肋骨游离端的下际（图 6-13）。

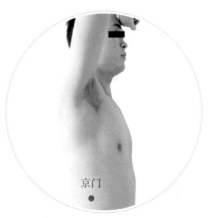

图 6-13　京门的体表位置

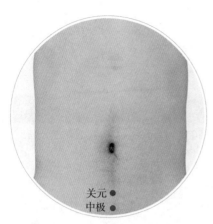

图 6-14 关元、中极的体表位置

关元：在下腹部，脐中下 3 寸，前正中线上（图 6-14）。

中极：在下腹部，脐中下 4 寸，前正中线上（图 6-14）。

膀胱俞：在骶区，横平第 2 骶后孔，骶正中嵴旁开 1.5 寸（图 6-15）。

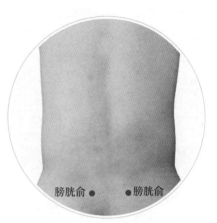

图 6-15 膀胱俞的体表位置

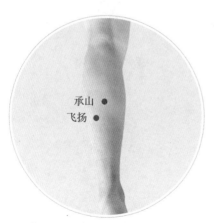

图 6-16 承山、飞扬的体表位置

承山：在小腿后区，腓肠肌两肌腹与肌腱交角处（图 6-16）。

飞扬：在小腿后区，昆仑直上 7 寸，腓肠肌外下缘与跟腱移行处（图 6-16）。

（本章由李鑫举、陈波编写）

第七章　具体病证的临床应用

第一节　头面躯体痛证

头　痛

概述

　　头痛是患者自觉头部疼痛的一类病证，可见于多种急慢性疾病，如脑及眼、口鼻等头面部病变和许多全身性疾病均可出现头痛，其病因复杂，涉及面很广。头为"诸阳之会""清阳之府"，手、足三阳经和足厥阴肝经均上头面，督脉直接与脑府相联系，因此，各种外感及内伤因素导致头部经络功能失常、气血失调、脉络不通或脑窍失养等，均可引起头痛。

　　头痛可见于西医学的高血压病、偏头痛、丛集性头痛、紧张性头痛、感染性发热、脑外伤及五官科疾病等。

病因病机

　　本病的病因分外感、内伤两个方面。"伤于风者，上先受之"，故外感头痛主要是风邪所致，每多兼寒、夹湿、兼热，上犯清窍，经络阻遏，而致头痛。内伤头痛可因情志、饮食、体虚久病等所致。情志不遂，肝失疏泄，肝阳妄动，上扰清窍；肾阴不足，脑海空虚，清窍失养；禀赋不足，久病体虚，气血不足，脑失所养；恣食肥甘，脾失健运，痰湿内生，阻滞脑络；外伤跌仆，气血瘀滞，脑络被阻；均可导致内伤头痛。

辨证

分型	外感头痛			内伤头痛				
主症	头痛连及项背，发病较急，痛无休止，外感表证明显			头痛发病较缓，多伴头晕，痛势绵绵，时止时休，遇劳或情志刺激而发作、加重				
	风寒头痛	风热头痛	风湿头痛	肝阳头痛	肾虚头痛	血虚头痛	痰浊头痛	瘀血头痛
兼症	恶风畏寒，口不渴，苔薄白，脉浮紧	头痛而胀，发热，口渴欲饮，小便黄，苔黄，脉浮数	头痛如裹，肢体困重，苔白腻，脉濡	头胀痛目眩，心烦易怒，面赤口苦，舌红苔黄，脉弦数	头痛兼头晕耳鸣，腰膝酸软，神疲乏力，遗精，舌红苔少，脉细无力	头部空痛兼头晕，神疲无力，面色不华，劳则加重，舌淡，脉细弱	头痛昏蒙，脘腹痞满，呕吐痰涎，苔白腻，脉滑	头痛迁延日久，或头有外伤史，痛处固定不移，痛如锥刺，舌暗，脉细涩

举病例案

◉ 病案 1

李某某，女，24 岁，工人，住广州三元里新村，患者因"头顶疼痛，精神疲惫 2 天"而于 1983 年 8 月 9 日下午 7 时 50 分来诊，诊时症见：身体瘦弱，头痛，以头顶疼痛较甚，下午低热，腰部疼痛，手心热，尿赤，无汗，舌尖红苔薄少，脉细数略弦。辨证：头痛（内伤肾阴虚头痛），治法：补肾水，泻心火。下午 7 时 50 分为戌时，按子午流注纳子法取大陵（双）行泻法，复溜（双）行补法，针大陵麻胀感向肘部传导，针复溜有胀感向小腿内侧传导，行针操作20分钟，头痛完全消失，**精神转佳**。（辜孔进.子午流注学说 [M].海口：海南出版社，1993.）

○ 病案2

张某某，女,21岁，干部，广东籍,1983年11月11日上午9时10分即诊，诊见：头顶部剧痛，如锥如刺，连及颈项部，伴有心悸，恶心呕吐，舌质淡红苔白，脉沉弦，上述症状间歇性发作已有3~4周。辨证：头痛，为风袭经络、络脉留瘀所致。治法：疏通经络之气。是日为癸卯日，丁巳时，为闭穴，戊癸相合，取戊日丁巳时血归包络所纳之穴大陵（右）行补法，有胀麻感向手指传导，行针操作7分钟，头痛显著减轻，取得满意的即时效果。（辜孔进.子午流注学说 [M].海口：海南出版社，1993.）

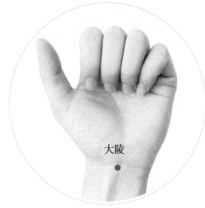

图7-1 大陵的体表位置

大陵：在腕前区，腕掌侧远端横纹中，掌长肌腱与桡侧腕屈肌腱之间（图7-1）。

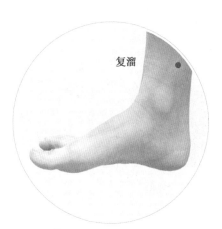

复溜：在小腿内侧，内踝尖上2寸，跟腱的前缘（图7-2）。

图7-2 复溜的体表位置

面　痛

概述

　　面痛是以眼、面颊部出现放射性、烧灼样抽掣疼痛为主症的疾病，又称"面风痛""面颊痛"，多发于 40 岁以上，女性多见，以右侧面部为主（占 60% 左右）。面部主要归手、足三阳经所主，内外因素致面部手、足阳明及手、足太阳经脉的气血阻滞，不通则痛，导致本病。

　　本病相当于西医学的三叉神经痛，是临床上最典型的神经痛。三叉神经分眼支、上颌支和下颌支，以第二支、第三支同时发病者最多。

病因病机

　　面痛多与外感邪气、情志不调、外伤等因素有关。风寒之邪侵袭面部阳明、太阳经脉，寒性收引，凝滞筋脉，气血痹阻；或因风热毒邪，侵淫面部，经脉气血壅滞，运行不畅；外伤或情志不调，或久病成瘀，使气血瘀滞；上述因素皆可导致面部经络气血痹阻，经脉不通，产生面痛。

辨证

主症	面部疼痛突然发作，呈闪电样、刀割、针刺、电灼样剧烈疼痛，持续数秒到 2 分钟，发作次数不定，间歇期无症状，痛时面部肌肉抽搐，伴面部潮红、流泪、流涎、流涕等，常因说话、吞咽、刷牙、洗脸、冷刺激、情绪变化等诱发。		
	风寒	风热	气血瘀滞
兼症	面部有感受风寒史，遇寒则甚，得热则轻，鼻流清涕，苔白，脉浮	痛处有灼热感，流涎，目赤流泪，苔薄黄，脉数	有外伤史，或病变日久，情志变化可诱发，舌暗或有瘀斑，脉细涩

病案 1

赵某某，男，25 岁，于 1979 年 10 月 20 日初诊。患者于 1978 年 3 月开始牙痛，有时连及右侧鼻翼、面部，能持续 20 分钟不停。因痛不能饮食和睡眠。在某医院诊断为三叉神经痛，治疗效果不显。现在又出现恶心发热，胸闷气短，心烦口苦，大便干燥。检查所见：苔白根腻，脉弦。中医辨证系肝阳乘胃，风热上扰。采用祛风清热之法主治。庚申日、甲申时取双合谷，配右下关，用凉泻法，留针 30 分钟，当即痛止。22 日壬戌日、戊申时，又针解溪、配下关，一次即愈。（郑魁山.子午流注与灵龟八法［M］.兰州：甘肃科学技术出版社，2008.）

病案 2

田某某，女，55 岁。诉左侧面颊部及头部，疼痛 3 天，疼痛剧烈，表情痛苦，发作时为抽搐性疼痛，曾服用止痛药物，未见效，舌质淡红，苔白腻，脉弦。诊为三叉神经痛。按当时就诊时间 1995 年 3 月 6 日上午 9 时 35 分，为丙申日癸巳时，纳甲法开阴谷穴，另配合谷穴、太冲穴，针后疼痛大减。病人于下午 4 时复诊，4 时为丙申时，纳甲法开少泽穴，配足临泣穴。次日来诊时诉其疼痛已除，又予针刺 1 次以巩固疗效。（朴联友.实用时间针法［M］.北京：人民卫生出版社，2006.）

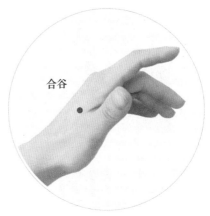

合谷

图 7-3　合谷的体表位置

合谷：在手背，第 2 掌骨桡侧的中点处（图 7-3）。

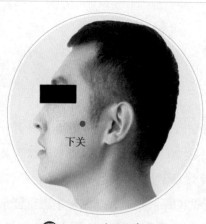

图7-4　下关的体表位置

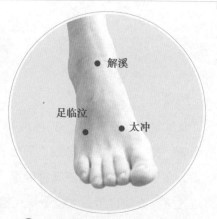

图7-5　解溪至足临泣的体表位置

下关：在面部，颧弓下缘中央与下颌切迹之间凹陷中（图7-4）。

解溪：在踝区，踝关节前面中央凹陷中，踇长伸肌腱与趾长伸肌腱之间（图7-5）。

太冲：在足背，第1、2跖骨间，跖骨底结合部前方凹陷中，或触及动脉搏动（图7-5）。

足临泣：在足背，第4、5跖骨底结合部的前方，第5趾长伸肌腱外侧凹陷中（图7-5）。

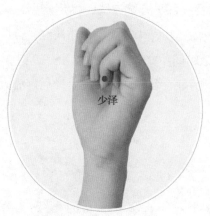

图7-6　少泽的体表位置

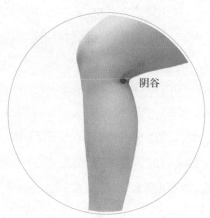

图7-7　阴谷穴的体表位置

阴谷：在膝后区，腘横纹上，半腱肌肌腱外侧缘（图7-7）。

少泽：在手指，小指末节尺侧，指甲根角侧上方0.1寸（指寸）（图7-6）。

颈椎病

概述

颈椎病是指由于颈椎间盘退行性变及颈椎骨质增生，刺激或压迫了邻近的脊髓、神经根、血管或交感神经，并由此产生颈、肩、上肢一系列表现的疾病，称其为颈椎骨性关节病，简称颈椎病。由于人类脊柱中，颈椎体积最小，强度最差，活动度大，活动频率高，单位面积承重大，随着年龄的增长及各种急、慢性劳损的累积效应，逐渐导致颈椎间盘髓核脱水、退变、纤维环膨出、破裂、颈椎间隙变窄、椎间韧带损伤、松弛，造成椎体不稳、骨膜受到牵拉和挤压，产生局部微血管破裂与出血、血肿。随着血肿的机化及钙盐的沉着，最后形成骨赘。当突出的椎间盘与增生的骨赘刺激或压迫邻近的脊神经根、椎动脉或脊髓，使其产生损伤、无菌性炎症、修复后反应等，就出现了颈椎病的临床症状。

病因病机

中医理论认为，感受外邪、跌仆损伤、动作失度、可使项部经络气血运行不畅，故颈部疼痛、僵硬、酸胀；肝肾不足，气血亏损，督脉空虚，筋骨失养，气血不能养益脑窍，而出现头痛、头晕、耳鸣、耳聋；经络受阻，气血运行不畅，导致上肢疼痛麻木等症状。颈椎病主要与督脉和手、足太阳经密切相关。

分型

主症	颈、项、背部的疼痛					
	颈型	神经根型	脊髓型	交感型	椎动脉型	混合型
兼症	颈、项、背部有明显的压痛点	颈脊神经所支配区域麻木、疼痛，以手指发麻和上肢无力为主	颈脊髓损害的表现，可见下肢乏力、行走困难	头晕、眼花、耳鸣、手麻、心动过速、心前区疼痛等一系列交感神经症状	常伴有颈性眩晕的发生	上述某两型或多型颈椎病症状同时存在

举病
例案

　　董某某，男，62岁。颈肩部疼痛发沉1年余加重2月。于2001年8月15日下午2时40分就诊。近2月来双肩颈项部疼痛明显，且双肩发沉，右上臂麻木，颈椎片示：颈椎病。先采用按摩、牵引等治疗月余，疗效不显，欲求针灸治疗。当日下午3时治疗，此时纳子法为膀胱经流注时间，取膀胱经的束骨穴、大杼穴、天柱穴。颈夹脊穴得气后通电针20分钟，颈肩部照射远红外线30分钟，针灸后局部拔罐。经此法治疗10次疼痛减轻，20次后麻木不明显，又治疗5次痊愈，后随访1年未复发。（朴联友.实用时间针法［M］.北京：人民卫生出版社，2006.）

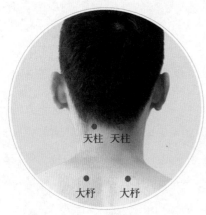

图 7-8　大杼、天柱的体表位置

　　大杼：在脊柱区，第1胸椎棘突下缘，后正中线旁开1.5寸（图7-8）。

　　天柱：在颈后部，横平第2颈椎棘突上际，斜方肌外缘凹陷中（图7-8）。

　　颈夹脊：在脊柱区，在第1颈椎至第7颈椎棘突下两侧，后正中线旁开0.5寸，一侧7穴（图7-9）。

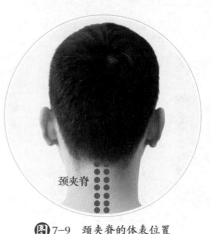

图 7-9　颈夹脊的体表位置

束骨：在跖区，第 5 跖趾关节的近端，赤白肉际处（图 7-10）。

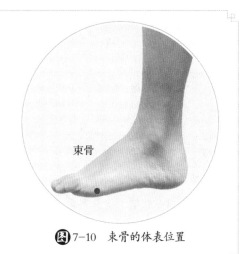

图7-10　束骨的体表位置

漏肩风

概述

　　漏肩风是以肩部长期固定疼痛，活动受限为主症的疾病。由于风寒是本病的重要诱因，故常称为"漏肩风"。本病多发于 50 岁左右的成人，俗称"五十肩"。因患肩局部常畏寒怕冷，尤其后期常出现肩关节的粘连，肩部呈现固结状，活动明显受限，故称"肩凝症""冻结肩"等。

　　本病相当于西医学的肩关节周围炎。

病因病机

　　本病多因体虚、劳损、风寒侵袭肩部，经气不利所致。肩部感受风寒，阻痹气血；或劳作过度、外伤，损及筋脉，气滞血瘀；或年老气血不足，筋骨失养而衰退；皆可使肩部脉络气血不利，不通则痛。肩部主要归手三阳经所主，内外因素导致肩部经络阻滞不通或失养，是本病的主要病机。

主症	肩周疼痛，酸重，夜间为甚，常因天气变化及劳累而诱发或加重，患者肩前、后及外侧均有压痛，主动和被动外展、后伸、上举等功能明显受限，后期可出现肌肉萎缩		
兼症	**外邪内侵**	**气滞血瘀**	**气血虚弱**
	有明显的感受风寒史，遇风寒痛增，得温痛缓，畏风恶寒	肩部有外伤或劳作过度史，疼痛拒按，舌暗或有瘀斑，脉涩	肩部酸痛，劳累加重，或伴见头晕目眩，四肢乏力，舌淡，苔薄白，脉细弱

举病例案

◉ 病案 1

郑某某，男，68 岁，初诊日期 1981 年 7 月 15 日。主诉：右肩胛疼痛，不能抬举、后屈，为时 1 个月。现症：右肩胛疼痛月余，无明显外伤史，右肩及上臂部逐渐疼痛，功能活动逐渐变小，直至影响睡眠、生活和工作。经中西药、封闭、理疗、电兴奋等疗法效果均不显著，转针灸科诊治。检查：一般情况良好，右肩上举 90 度，外展 70 度，外旋，后伸 15 度，内收功能明显受限，昼轻夜重（++），压痛（+++），苔淡，脉象迟紧。诊断：肩周炎。治疗：辛酉年戊戌月丁日丙午时开后溪，加刺条口透承山，运用烧山火手法，针毕后右上肢能抬举，外展 145 度，病取大半，拍手称奇。戊日辛酉时开尺泽，配以大椎、风池、天柱。己日戊辰时支沟穴开，配穴：外关、曲池、肩髃、肩髎、肩中俞、肩外俞。庚日庚辰时开阳溪，配穴：条口透承山。手法：烧山火，气至，患部有热流感，患肢上发热为度。共针灸 7 次痊愈。（王立早.子午流注传真 [M].南昌：江西科学技术出版社，1989.）

◎ 病案2

　　季某，女，51岁。右肩疼痛2个月余，于2001年5月16日8时就诊。患者半年前乘车时，曾遇到汽车紧急刹车，当时感觉右肩拉伤，以后右肩部出现疼痛，活动稍受限，近2个月疼痛明显加重，曾服布洛芬、活血通脉胶囊等药物，药后痛减轻，停服痛复作，遂来就诊。就诊时间为己卯日辰时，纳子法开足阳明胃经穴，乃取胃经条口穴、足三里穴、冲阳穴，先取3寸毫针，针刺双侧条口穴，进针深度约2.5寸，得气后，令患者活动双侧肩臂，10分钟后患者平卧，再针刺足三里穴、冲阳穴，并配肩部阿是穴，留针30分钟，出针后，右肩周围拔火罐，隔日1次，每次约病人辰时就诊，10次后疼痛大减，又为其治疗5次，右肩活动正常而痊愈。（朴联友.实用时间针法［M］.北京：人民卫生出版社，2006.）

后溪：在手内侧，第5掌指关节尺侧近端赤白肉际凹陷中（图7–11）。

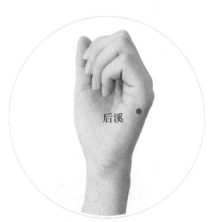

图7–11　后溪的体表位置

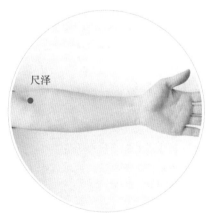

尺泽：在肘区，肘横纹上，肱二头肌腱桡侧缘凹陷中（图7–12）。

图7–12　尺泽的体表位置

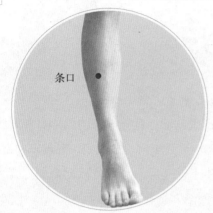

图7-13 条口的体表位置

条口：在小腿外侧，犊鼻下 8 寸，犊鼻与解溪连线上（图 7-13）。

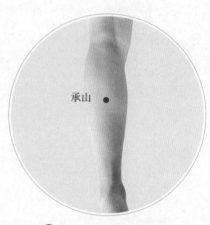

承山：在小腿后区，腓肠肌两肌腹与肌腱交角处（图 7-14）。

图7-14 承山的体表位置

大椎：在脊柱区，第 7 颈椎棘突下凹陷中，后正中线上（图 7-15）。

风池：在颈后区，枕骨之下，胸锁乳突肌上端与斜方肌上端之间的凹陷中（图 7-15）。

天柱：在颈后部，横平第 2 颈椎棘突上际，斜方肌外缘凹陷中（图 7-15）。

肩中俞：在脊柱区，第 7 颈椎棘突下，后正中线旁开 2 寸（图 7-15）。

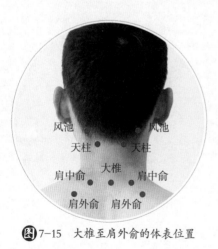

图7-15 大椎至肩外俞的体表位置

肩外俞：在脊柱区，第 1 胸椎棘突下，后正中线旁开 3 寸（图 7-15）。

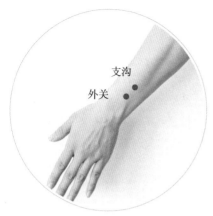

支沟：在前臂后区，腕背侧远端横纹上3寸，尺骨与桡骨间隙中点（图7-16）。

外关：在前臂后区，腕背侧远端横纹上2寸，尺骨与桡骨间隙中点（图7-16）。

图 7-16　支沟、外关的体表位置

曲池：在肘区，在尺泽与肱骨外上髁连线中点凹陷处（图7-17）。

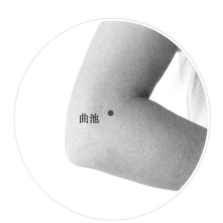

图 7-17　曲池的体表位置

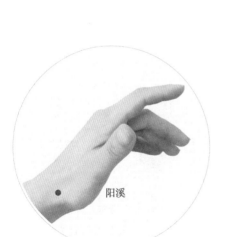

阳溪：在腕区，腕背侧远端横纹桡侧，桡骨茎突远端，解剖学"鼻烟窝"凹陷中（图7-18）。

图 7-18　阳溪的体表位置

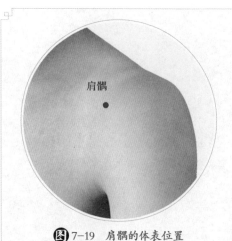

肩髃

肩髃：在三角肌区，肩峰外侧
缘前端与肱骨大结节两骨间凹陷中
（图7-19）。

图7-19　肩髃的体表位置

肩髎：在三角肌区，肩峰角与肱
骨大结节两骨间凹陷中（图7-20）。

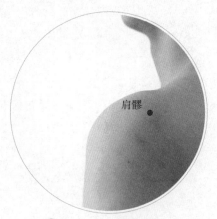

肩髎

图7-20　肩髎的体表位置

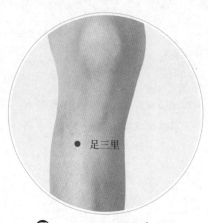

足三里

足三里：在小腿外侧，犊鼻下3
寸，胫骨前嵴外1横指处，犊鼻与解
溪连线上（图7-21）。

图7-21　足三里的体表位置

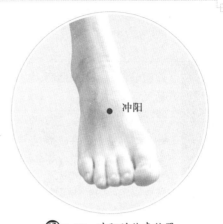

冲阳：在足背，第 2 跖骨基底部
与中间楔状骨关节处，可触及足背动
脉（图 7-22）。

图 7-22　冲阳的体表位置

坐骨神经痛

概述

坐骨神经痛是指多种病因所致的沿坐骨神经通路的病损，以腰、臀、大腿后侧、小腿后外侧及足外侧疼痛为主要症状的综合征，通常分为根性坐骨神经痛和干性坐骨神经痛两种，临床上以根性坐骨神经痛多见，中医称"腰腿痛"。在《灵枢·经脉》中记载足太阳膀胱经的病候时有"腰似折，髀不可以曲，腘如结，踹如裂"，形象地描述了本病的临床表现。

病因病机

中医认为因腰部闪挫、劳损、外伤等原因，可损伤筋脉，导致气血瘀滞，不通则痛。久居湿地，或涉水冒雨，汗出当风，衣着单薄等，风寒湿邪入侵，痹阻腰腿部；或湿热邪气浸淫，或湿浊郁久化热，或机体内蕴湿热，流注膀胱经者，均可导致腰腿痛。本病以腰或臀、大腿后侧、小腿后外侧及足外侧以放射性、电击样、烧灼样疼痛为主症，主要属足太阳、足少阳经脉和经筋病证。

(分)(型)

主症	腰部或臀部、大腿后侧、小腿后外侧及足外侧出现放射性、电击样、烧灼样疼痛	
	根性	干性
兼症	自腰部向一侧臀部、大腿后侧、小腿后外侧直至足背外侧放射，腰骶部、脊柱部有固定而明显的压痛、叩痛，小腿外侧、足背感觉减退，膝腱、跟腱反射减退或消失，咳嗽或打喷嚏等导致腹压增加时疼痛加重	腰痛不明显，臀部以下沿坐骨神经分布区疼痛，在坐骨孔上缘、坐骨结节与大转子之间、腘窝中央、腓骨小头下、外踝后等处有压痛。小腿外侧足背感觉减退，跟腱反射减退或消失，腹压增加时无影响

举病例案

　　冯某，男，44岁。右侧下肢疼痛反复发作3次，腰部不痛，疼痛以右侧髋关节处最为明显，并伴右下肢后外侧放射性疼痛，近5天来右下肢疼痛较前加重，右足不能任地，走路跛行，需由家人搀扶就诊。诊见：右侧环跳穴处压痛明显，右侧直腿抬高试验50度（++），曾诊为腰椎间盘突出。按就诊时间为2003年8月19日，采用子午流注按时开穴，甲日申时开委中穴，配环跳穴、悬钟穴，乙日午时开委中穴，丙日辰时开昆仑穴，丁日辰时开阳陵泉穴……如此逐日按时开穴，10天后疼痛止，随访半年无复发。（朴联友.实用时间针法［M］.北京：人民卫生出版社，2006.）

委中：在膝后区，腘横纹中点
（图7-23）。

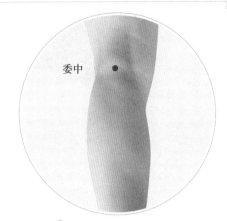

图 7-23　委中的体表位置

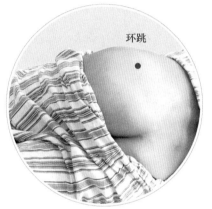

图 7-24　环跳的体表位置

环跳：在臀部，股骨大转子最凸
点与骶管裂孔连线的外 1/3 与内 2/3
交点处（图 7-24）。

悬钟：在小腿外侧，外踝尖上 3
寸，腓骨前缘（图 7-25）。

昆仑：在踝区，外踝尖与跟腱之
间的凹陷中（图 7-25）。

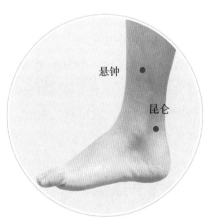

图 7-25　悬钟、昆仑的体表位置

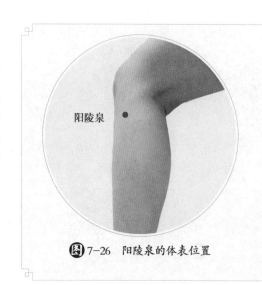

阳陵泉：在小腿外侧，腓骨头前下方凹陷中（图7-26）。

图 7-26　阳陵泉的体表位置

（本节由郑嘉太、陈波编写）

第二节　内科病证

中　风

中风是以突然晕倒、不省人事，伴口角㖞斜、语言不利、半身不遂，或不经昏仆仅以口㖞、半身不遂为临床主症的疾病。因发病急骤，症见多端，病情变化迅速，与风之善行数变特点相似，故名"中风""卒中"。本病发病率和死亡率较高，常留有后遗症。近年来发病率不断增高，发病年龄也趋向年轻化，是威胁人类生命和生活质量的重大疾患。

西医的脑血管疾病，如短暂性脑缺血发作、脑梗死、脑出血、蛛网膜下腔出血等属于本病范畴。

㊙㊙㊙㊙ 病因病机

中风的发生是多种因素所导致的复杂病理过程，风、火、痰、瘀是其主要病因，脑府为其病位。肝肾阴虚，水不涵木，肝风妄动；五志过极，肝阳上亢，引动心火，风火相煽，气血上冲；饮食不节，恣食厚味，痰浊内生；气机失调，气滞而血运不畅，或气虚推动无力，日久血瘀；当风、火、痰浊、瘀血等病邪，上扰清窍，导致"窍闭神匿，神不导气"时，则发生中风。"窍"指脑窍、清窍；"闭"指闭阻、闭塞；"神"指脑神；"匿"为藏而不现；"导"指主导，引申为支配；"气"指脑神所主的功能活动，如语言、肢体运动、吞咽功能等。

㊙㊙ 辨证

分型	中经络					中脏腑	
主症	半身不遂，舌强语謇，口角㖞斜					神志恍惚，嗜睡，或昏睡，甚者昏迷，半身不遂	
	肝阳暴亢	风痰阻络	痰热腑实	气虚血瘀	阴虚风动	闭证	脱证
兼症	面红目赤，眩晕头痛，心烦易怒，口苦咽干，便秘尿黄，舌红或绛，苔黄或燥，脉弦有力	肢体麻木或手足拘急，头晕目眩，苔白腻或黄腻，脉弦滑	口黏痰多，腹胀便秘，舌红，苔黄腻或灰黑，脉弦滑大	肢体软弱，偏身麻木，手足肿胀，面色淡白，气短乏力，心悸自汗，舌暗，苔白腻，脉细涩	肢体麻木，心烦失眠，眩晕耳鸣，手足拘挛或蠕动，舌红，苔少，脉细数	神昏，牙关紧闭，口噤不开，肢体强痉	面色苍白，瞳孔散大，手撒口开，二便失禁，气息短促，多汗腹凉，脉散或微

举病例案

　　患者莫某，女，61岁，成县店村农民，因左半身不遂，失语8天，于1978年10月16日入院。患者患高血压病2年余。8天前自觉头晕头痛，一天前在地里剥玉米，站起来时即觉头晕而昏倒，不能说话，随即左侧上下肢不能活动，一直昏睡，在医疗站治疗无效而来住院。

　　检查：神志恍惚、语言不清、面红、瞳孔左略大于右，左侧鼻唇沟较右侧浅，伸舌偏向左侧，两肺有少量痰鸣音，呼吸深快，心尖部可闻及Ⅱ级收缩期吹风样杂音，心律齐，脉搏60次/分，主动脉瓣第二音亢进，腹软，肝脾未触及，右侧上下肢能活动，但不灵活，左侧上下肢瘫痪，膝腱反射右侧正常，左侧减弱。未引出病理反射，体温36.6℃，血压210/116mmHg，血常规：白细胞总数19.6×10^9/L，中性91%，淋巴9%，脑脊液呈血性。因患者口张不大，未看舌苔，脉弦有力。西医诊断为高血压病、脑溢血。中医辨证系肝风内动、气血上逆，导致脑血外溢。镇肝清火、息风潜阳之法主治。

　　治疗：西医给吸氧，静脉滴注20%甘露醇250ml。静脉滴注10%葡萄糖500ml加抗血纤溶芳酸200mg。

　　针灸：16日下午2时许（辛亥日，乙未时），取太冲为主，配十二井穴放血，双三阴交、丰隆，用泻法，留针20分钟，以平肝泻火，祛痰降逆。10月17日二诊：神志清楚，反应迟钝，能说话，但声音低微，能进少量饮食，头痛，左侧上下肢活动仍不能自如，左手握力差，血压190/70mmHg，心率64次/分，苔黄腻，舌质淡红，脉弦数。17日下午4时（壬子时、戊申时）取解溪为主，配风池、百会、上廉泉，左曲池、合谷、环跳。治疗到10月20日五诊时，头痛大减，说话清楚，能进饮食，伸舌仍偏向左侧，两侧瞳孔等大，左鼻唇沟较右侧浅，左侧上肢和下肢能抬起，左手握力仍差，血压150/60mmHg，苔、脉同前，停用西药。仍先取开穴为主，配左肩髃、曲池、外关、合谷、环跳、风市、阳陵泉、足三里、悬钟，用平补平泻，留针20分钟，以活血息风，疏通经络。治疗到11月6日，又针12次时，患者头已不痛，精神好、饮食增加、两侧瞳孔等大，两侧鼻唇沟无明显差异，左手握力增加，能握住别人三指，左手能抬高至头，能步行、但左腿力量较差，迈步时抬不高。血压 160/80mmHg，因患者要求出院。坚持到门诊针灸。按先取开穴为主，配穴、手法同前，针灸 15 次，病情基本恢复，即停诊。12 月 20 日随访，患者恢复健康，左手能抬高过头，握力好，步行端正，能承担家务劳动。（郑魁山 . 子午流注与灵龟八法［M］. 兰州：甘肃科学技术出版社，2008.）

十二井穴：十二经脉井穴的统称，定位参照第二章第三节。

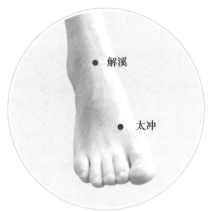

图 7-27　太冲、解溪的体表位置

太冲：在足背，第 1、2 跖骨间，跖骨底结合部前方凹陷中，或触及动脉搏动（图 7-27）。

解溪：在踝区，踝关节前面中央凹陷中，蹈长伸肌腱与趾长伸肌腱之间（图 7-27）。

三阴交：在小腿内侧，内踝尖上 3 寸，胫骨内侧缘后际（图 7-28）。

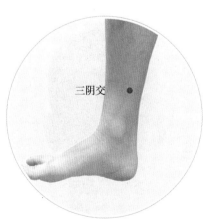

图 7-28　三阴交的体表位置

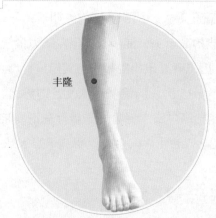

丰隆：在小腿前外侧，外踝尖上8寸，胫骨前肌的外缘（图7-29）。

图7-29　丰隆的体表位置

悬钟：在小腿外侧，外踝尖上3寸，腓骨前缘（图7-30）。

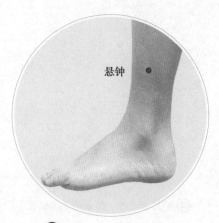

图7-30　悬钟的体表位置

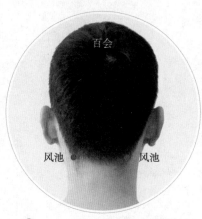

风池：在颈后区，枕骨之下，胸锁乳突肌上端与斜方肌上端之间的凹陷中（图7-31）。

百会：在头部，前发际正中直上5寸（图7-31）。

图7-31　风池、百会的体表位置

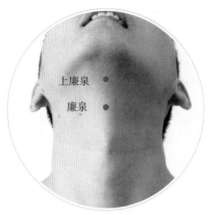

图7-32 上廉泉的体表位置

上廉泉：在廉泉穴上1寸，或于前正中线颌下1寸，当舌骨与下颌缘之间凹陷处取穴（图7-32）。

肩髃：在三角肌区，肩峰外侧缘前端与肱骨大结节两骨间凹陷中（图7-33）。

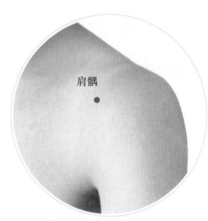

图7-33 肩髃的体表位置

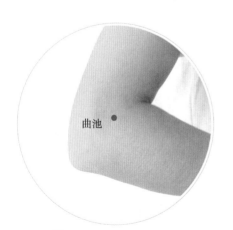

图7-34 曲池的体表位置

曲池：在肘区，在尺泽与肱骨外上髁连线中点凹陷处（图7-34）。

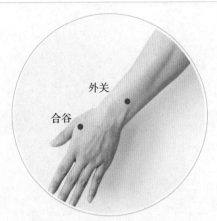

合谷：在手背，第2掌骨桡侧的中点处（图7-35）。

外关：在前臂后区，腕背侧远端横纹上2寸，尺骨与桡骨间隙中点（图7-35）。

图7-35　合谷、外关的体表位置

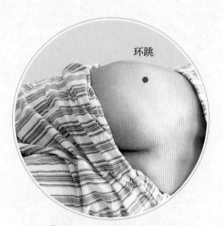

图7-36　环跳的体表位置

环跳：在臀部，股骨大转子最凸点与骶管裂孔连线的外1/3与内2/3交点处（图7-36）。

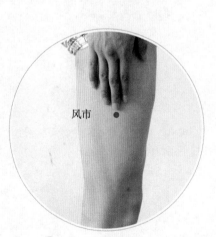

图7-37　风市的体表位置

风市：在股部，髌底上7寸，直立垂手，掌心贴于大腿时，中指尖所指凹陷中，髂胫束后缘（图7-37）。

阳陵泉：在小腿外侧，腓骨头前下方凹陷中（图7-38）。

足三里：在小腿外侧，犊鼻下3寸，胫骨前嵴外1横指处，犊鼻与解溪连线上（图7-38）。

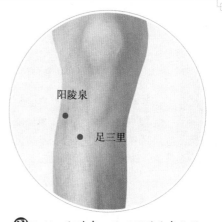

图7-38 阳陵泉、足三里的体表位置

眩 晕

概述

眩晕是自觉头晕眼花、视物旋转动摇的一种症状，有持续性与阵发性的不同，病位主要在脑髓清窍。轻者发作短暂，平卧闭目片刻即安；重者如乘坐舟车，旋转起伏不定，以致难于站立，恶心呕吐；或时轻时重，兼见他症而迁延不愈，反复发作。

眩晕见于西医学的高血压、脑动脉硬化、贫血、神经衰弱、耳源性眩晕、晕动病等疾病。

病因病机

眩晕起因多与忧郁恼怒、恣食厚味、劳伤过度等有关。情志不舒，气郁化火，风阳升动，或急躁恼怒，肝阳暴亢，而致清窍被扰；恣食肥甘厚味，滞脾而痰湿中阻，清阳不升，浊阴上蒙清窍；素体薄弱，或病后体虚，气血不足，清窍失养；过度劳伤，肾精亏耗，脑髓不充；上述因素均可导致眩晕。总之，眩晕的发生不越清窍被扰、被蒙和失养三条。

辨证

主症	头晕目眩，泛泛欲吐，甚则昏眩欲仆			
	肝阳上亢	痰湿中阻	肾精亏损	气血两虚
兼症	急躁易怒，口苦，耳鸣，舌红苔黄，脉弦	头重如裹，胸闷恶心，神疲困倦，舌胖苔白腻，脉濡滑	耳鸣，腰膝酸软，遗精，舌淡，脉沉细	神疲乏力，面色㿠白，舌淡，脉细

举病例案

　　许某，女，65岁，1990年10月6日就诊。患者有高血压病史10余年，2天前感头晕头痛，眼黑昏花，步履不稳，因以往有类似发作史，加大降压药剂量后可缓解，故未予重视，至下午起症状突然加重，服药后不见缓解。就诊时卧不安详，言语齿颤，血压210/118mmHg，苔薄红，脉细数。证属肝肾素亏，阴不制阳，阳亢动风，上扰清空。治法：时值甲日戌时，取双侧开穴足窍阴，复取双太冲泻、双太溪补，双足三里泻，每10分钟行针1次，留针3小时后诸症悉减。[章炳炜.针治高血压脑病1例[J].上海针灸杂志.1996，15（2）：46.]

　　足窍阴：在足趾，第4趾末节外侧，趾甲根角侧后方0.1寸（指寸）（图7-39）。

　　太冲：在足背，第1、2跖骨间，跖骨底结合部前方凹陷中，或触及动脉搏动（图7-39）。

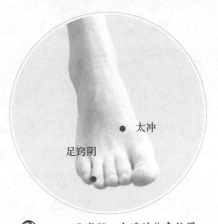

太冲

足窍阴

图 7-39　足窍阴、太溪的体表位置

太溪：在足跟区，内踝尖与跟腱之间凹陷中（图7-40）。

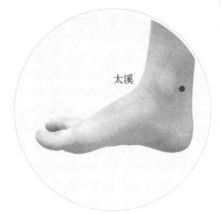

7-40　太溪的体表位置

足三里：在小腿外侧，犊鼻下3寸，胫骨前嵴外1横指处，犊鼻与解溪连线上（图7-41）。

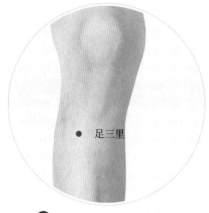

图7-41　足三里的体表位置

面　瘫

概述

　　面瘫是以口眼向一侧歪斜为主症的病证，又称为口眼喎斜。本病可发生于任何年龄，无明显的季节性，多发病急速，以一侧面部发病多见。手、足阳经均上头面部，当病邪阻滞面部经络，尤其是手太阳和足阳明经筋功能失调，可导致面瘫的发生。

　　本病相当于西医学的周围性面神经麻痹，最常见于贝尔麻痹。

病因病机

劳作过度，机体正气不足，脉络空虚，卫外不固，风寒或风热乘虚入中面部经络，致气血痹阻，经筋功能失调，筋肉失于约束，出现喎僻。正如《灵枢·经筋》云："足之阳明，手之太阳筋急，则口目为僻……"周围性面瘫包括眼部和口颊部筋肉症状，由于足太阳经筋为"目上冈"，足阳明经筋为"目下冈"，故眼睑不能闭合为足太阳和足阳明经筋功能失调所致；口颊部主要为手太阳和手、足阳明经筋所主，因此，口歪主要系该三条经筋功能失调所致。

辨证

分型	急性起病典型症状	急性起病非典型症状	病程迁延日久
主症	常在睡眠醒来时，发现一侧面部肌肉板滞、麻木、瘫痪，额纹消失，眼裂变大，露睛流泪，鼻唇沟变浅，口角下垂歪向健侧，患侧不能皱眉、蹙额、闭目、露齿、鼓颊	初起时有耳后疼痛，还可出现患侧舌前2/3味觉减退或消失，听觉过敏等	可因瘫痪肌肉出现挛缩，口角反牵向患侧，甚则出现面肌痉挛，形成"倒错"现象
兼症	风寒证		风热证
	面部有受凉史，舌淡苔薄白		继发于感冒发热，舌红，苔黄腻

举病例案

患者陈某某，女，34岁，成县陈院小学老师，因左侧面部及眼睑抽动28天，于1980年4月28日初诊。缘1976年患左面神经麻痹，经针灸治愈。20多天前的一个晚上，睡时被风吹了左侧头面部，第二天发现左侧面部牵及左眼睑抽动，有时跳动，以每天早晨10点前后最剧，左嘴角和眼睑麻木，不停地抽动，头晕，不能睁眼。检查：左上、下眼睑和嘴角阵发性痉挛，左面部皱纹少，皱眉时明显，左鼻唇沟变浅，色青紫，闭口时口角向右歪斜，承泣至巨髎穴处明显压痛拒按，舌质紫、苔薄白，脉弦滑，心率82次/分，西医诊断为面肌痉挛，中医辨证系风寒侵及手阳明经筋，经络阻塞所致。采用祛风散寒、疏筋活络之法主治。28日上午10时（巳时），取足三里为主，配三阴交、合谷、风池、地仓、颊车用烧山火手法，留针1小时，针后痉挛和头晕减轻，每日按上述方法针治1次，治疗到5月15日，针达14次时，头晕停止，承泣至巨髎穴处之压痛和痉挛基本消失，为了观察疗效，每星期针治1次，治疗到6月2日，共针治17次即愈。10月7日随访，完全恢复正常。（郑魁山.子午流注与灵龟八法［M］.兰州：甘肃科学技术出版社，2008.）

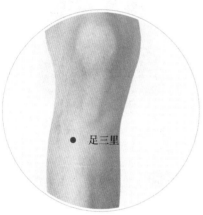

足三里：在小腿外侧，犊鼻下3寸，胫骨前嵴外1横指处，犊鼻与解溪连线上（图7-42）。

图7-42　足三里的体表位置

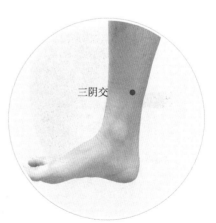

三阴交：在小腿内侧，内踝尖上3寸，胫骨内侧缘后际（图7-43）。

图7-43　三阴交的体表位置

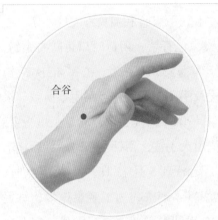

合谷：在手背，第2掌骨桡侧的中点处（图7-44）。

图7-44　合谷的体表位置

风池：在颈后区，枕骨之下，胸锁乳突肌上端与斜方肌上端之间的凹陷中（图7-45）。

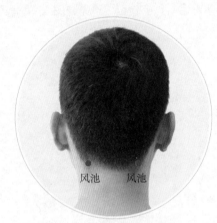

图7-45　风池的体表位置

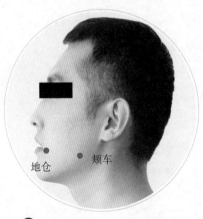

地仓：在面部，口角旁开0.4寸(指寸)（图7-46）。

颊车：在面部，下颌角前上方一横指（中指），闭口咬紧牙时咬肌隆起，放松时按之有凹陷处（图7-46）。

图7-46　地仓、颊车的体表位置

不 寐

概述

不寐通常称为"失眠""不得卧"等，是以经常不能获得正常睡眠，或入睡困难，或睡眠时间不足，或睡眠不深，严重者彻夜不眠为特征的病证。

本病可见于西医学的神经衰弱。

病因病机

本证与饮食、情志、劳倦、体虚等因素有关。情志不遂，肝阳扰动；思虑劳倦，内伤心脾，生血之源不足；惊恐、房劳伤肾，肾水不能上济于心，心火独炽，心肾不交；体质虚弱，心胆气虚；饮食不节，宿食停滞，胃不和则卧不安；上述因素最终导致邪气扰动心神或心神失于濡养、温煦，心神不安，阴跷脉、阳跷脉功能失于平衡而出现不寐。

辨证

主症	经常不易入睡，或寐而易醒，甚则彻夜不眠。				
	肝阳上扰	心脾亏虚	心肾不交	心胆气虚	脾胃不和
兼症	情志波动，急躁易怒，头晕头痛，胸胁胀满，舌红，脉弦	心悸健忘，面色无华，易汗出，纳差倦怠，舌淡，脉细弱	头晕耳鸣，腰膝酸软，五心烦热，遗精盗汗，舌红，脉细数	心悸多梦，善惊恐，多疑善虑，舌淡，脉弦细	脘闷嗳气，嗳腐吞酸，心烦口苦，苔厚腻，脉滑数

病案1

许某某，男，32岁，教师。1983年7月25日下午7时30分因失眠十余年来诊。

患者从20世纪60年代末开始失眠，多梦，头顶疼痛，记忆力减退，面色憔悴，咽部疼痛，腰疼耳鸣，常常晚上只睡2~3小时，严重时通宵达旦未眠，膻中部位有阳性反应点，局部可见如拇指大小的色素沉着，舌尖红苔薄白，脉沉细。

辨证：不寐（心肾不交）。

治法：交通心肾、滋水济火。

治疗经过及结果：子午流注纳子法定时开穴，心属火，心火盛宜泻其子，故选用心包经之输土穴大陵，于心包经经气当旺之时，行泻法，双穴同用；肾属水，虚则补其母，故于肾经经已衰的戌时补其经金穴复溜，双侧行补法，每次留针30分钟，经6次治疗后病人睡眠转佳，每天能睡6~8小时，咽部疼痛亦随之减轻，经3个月随访，未见反复。（辜孔进.子午流注学说[M].海口：海南出版社，1993.）

病案2

孙某某，女，41岁。睡眠不实半年。因情志不遂所致，近半年来间断夜间睡眠不实，有时入睡困难，有时经常夜间睡眠中突然醒来，多在半夜1~2点钟，醒后约2小时后方能再次入睡，伴纳差，胃脘胀满，情急易怒，月经色暗有瘀块。舌质暗有瘀斑，舌苔薄、脉弦细。采用纳子法，用平补平泻手法，针太冲、大敦，配合补太溪穴，针5次后睡眠明显好转，继续用原方法巩固治疗5次后情绪转平稳，再针5次后睡眠转佳，且食欲正常而病愈。（朴联友.实用时间针法[M].北京：人民卫生出版社，2006.）

120

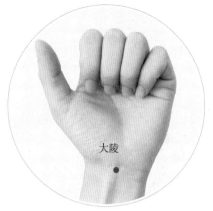

図7-47 大陵的体表位置

大陵：在腕前区，腕掌侧远端横纹中，掌长肌腱与桡侧腕屈肌腱之间（图7-47）。

复溜：在小腿内侧，内踝尖上2寸，跟腱的前缘（图7-48）。

太溪：在足踝区，内踝尖与跟腱之间凹陷中（图7-48）。

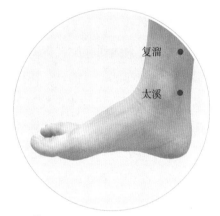

图7-48 复溜、太溪的体表位置

太冲：在足背，第1、2跖骨间，跖骨底结合部前方凹陷中，或触及动脉搏动（图7-49）。

大敦：在足趾，大趾末节外侧，趾甲根角侧后方0.1寸（指寸）（图7-49）。

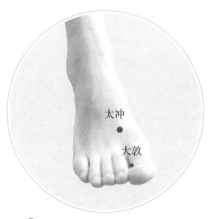

图7-49 太冲、大敦的体表位置

郁　证

概述

郁证是以心情抑郁、情绪不宁、胸部满闷、胁肋胀满，或易怒易哭，或咽中如有异物梗塞等为主症的一类病证。本病是内科常见的病证，近年来随着现代社会的竞争和精神压力的增大，发病率不断上升，多发于青中年女性。

本病主要见于西医学的神经官能症、癔病及焦虑症等，也可见于更年期综合征等。

病因病机

主要与情志内伤和脏气素弱有关。情志不遂，肝失疏泄，气机不畅，肝气郁结，而成气郁；气郁日久化火，则肝火上炎，而成火郁；思虑过度，精神紧张，或肝郁横犯脾土，使脾失健运，水湿停聚，而成痰郁；情志过极，损伤心神，心神失守，而成精神惑乱；病变日久，损及肝肾心脾，使心脾两虚，或肝肾不足，心失所养；总之，当肝失疏泄，脾失健运，脏腑阴阳气血失调，而使心神失养或被扰，气机运行失畅，均可出现郁证。

辨证

主症	精神抑郁善忧，情绪不宁或易怒易哭。					
	肝气郁结	气郁化火	痰气郁结	心神惑乱	心脾两虚	肝肾亏虚
兼症	胸胁胀满，脘闷嗳气，不思饮食，大便不调，脉弦	性情急躁易怒，口苦而干，或头痛、目赤、耳鸣，或嘈杂吐酸，大便秘结，舌红，苔黄，脉弦数	咽中如有物梗塞，吞之不下，咯之不出，苔白腻，脉弦滑	精神恍惚，心神不宁，多疑易惊，悲忧善哭，喜怒无常，或时时欠伸，或手舞足蹈等，舌淡，脉弦	多思善疑，头晕神疲，心悸胆怯，失眠健忘，纳差，面色不华，舌淡，脉细	眩晕耳鸣，目干畏光，心悸不安，五心烦热，盗汗，口咽干燥，舌干少津，脉细数

张某某，男，28 岁。2000 年 4 月 20 日上午 10 时就诊。主诉：疲劳、情绪低落、头晕 2 年，加重 3 周，2 年前与领导关系紧张，工作压力大，自觉疲劳，头晕。经检查五官科、神经内科，均为正常。继而情绪不稳，经常失眠，食欲不佳，工作效率下降，已不能坚持工作，舌质暗淡边有齿痕，苔薄白，脉弦细。外院神经科诊断为抑郁症。辨证属：木郁克伐脾土。纳支法开肝经穴，因治疗时肝经开穴时间已过，故取肝经本穴大敦穴、原穴太冲穴。配百会穴、头三神穴（神庭、本神、四神聪）、膻中、中脘、足三里，针用平补平泻法，留针 30 分钟，隔日 1 次。（朴联友.实用时间针法 [M].北京：人民卫生出版社，2006.）

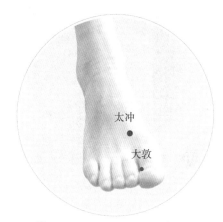

图 7-50 大敦、太冲的体表位置

大敦：在足趾，大趾末节外侧，趾甲根角侧后方 0.1 寸（指寸）（图 7-50）。

太冲：在足背，第 1、2 跖骨间，跖骨底结合部前方凹陷中，或触及动脉搏动（图 7-50）。

百会：在头部，前发际正中直上 5 寸（图 7-51）。

四神聪：在头部，百会前后左右各旁开 1 寸，共 4 穴（图 7-51）。

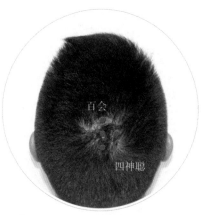

图 7-51 百会、四神聪的体表位置

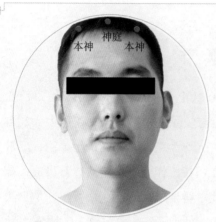

图 7-52 神庭、本神的体表位置

神庭：在头部，前发际正中直上
0.5 寸（图 7-52）。

本神：在头部，前发际上 0.5 寸，
头正中线旁开 3 寸（图 7-52）。

中脘：在上腹部，脐中上 4 寸，前
正中线上（图 7-53）。

膻中：在胸部，横平第 4 肋间隙，
前正中线上（图 7-53）。

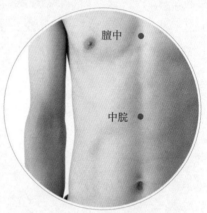

图 7-53 中脘、膻中的体表位置

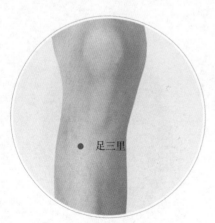

图 7-54 足三里的体表位置

足三里：在小腿外侧，犊鼻下 3
寸，胫骨前嵴外 1 横指处，犊鼻与解
溪连线上（图 7-54）。

心 悸

概述

心悸指患者自觉心中悸动，甚则不能自主的一类症状。本病证可见于多种疾病过程中，多与失眠、健忘、眩晕、耳鸣等并存，凡各种原因引起心脏频率、节律发生异常，均可导致心悸。

西医学中某些器质性或功能性疾病如冠状动脉粥样硬化性心脏病、风湿性心脏病、高血压性心脏病、肺源性心脏病、各种心律失常，以及贫血、低血钾症、心神经官能症等，均可参照本篇治疗。

病因病机

本证的发生常与平素体质虚弱、情志所伤、劳倦、汗出受邪等有关。平素体质不强，心气怯弱，或久病心血不足，或忧思过度，劳伤心脾，使心神不能自主，发为心悸；或肾阴亏虚，水火不济，虚火妄动，上扰心神而致病；或脾肾阳虚，不能蒸化水液，停聚为饮，上犯于心，心阳被遏，心脉痹阻，而发本病。

辨证

主症	自觉心跳心慌，时作时息，并有善惊易恐，坐卧不安，甚则不能自主				
	心胆虚怯	心脾两虚	阴虚火旺	水气凌心	心脉瘀阻
兼症	气短神疲，惊悸不安，舌淡苔薄，脉细数	头晕目眩，纳差乏力，失眠多梦，舌淡，脉细弱	心烦少寐，头晕目眩，耳鸣腰酸，遗精盗汗，舌红，脉细数	胸闷气短，形寒肢冷，下肢浮肿，舌淡，脉沉细	心痛时作，气短乏力，胸闷，咳痰，舌暗，脉沉细或结代

病例
举案

高某，男，45 岁，于 1998 年 10 月 6 日中午 11:30 就诊。症见心悸胸闷 1 年余，因为工作繁忙，未曾重视，亦无治疗。近日自觉心悸胸痛加重，故来就诊。查舌质紫暗，脉象结代。证属心血瘀阻型心悸。治宜活血化瘀，宁心定惊。取穴：1998 年 10 月 6 日 11:30 即丙戌日甲午时，根据子午流注针法纳子法取心经子穴神门，配内关、心俞、太冲。此后每日均按逐日开穴方法取穴，灵活配穴，经针治半个月，症状基本稳定。（肖进顺．子午流注针法入门 [M]．北京：人民军医出版社，2008.）

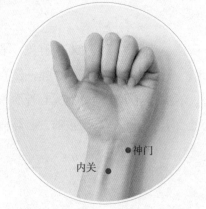

神门：在腕前区，腕掌侧远端横纹尺侧端，尺侧腕屈肌腱的桡侧缘（图 7-55）。

内关：在前臂前区，腕掌侧远端横纹上 2 寸，掌长肌腱与桡侧腕屈肌腱之间（图 7-55）。

图7-55　神门、内关的体表位置

心俞：在脊柱区，第 5 胸椎棘突下，后正中线旁开 1.5 寸（图 7-56）。

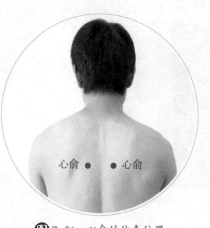

图7-56　心俞的体表位置

太冲：在足背，第1、2跖骨间，跖骨底结合部前方凹陷中，或触及动脉搏动（图7-57）。

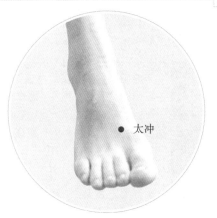

● 太冲

图 7-57　太冲的体表位置

感　冒

概述

　　感冒是指以鼻塞、流涕、喷嚏、头痛、恶寒、发热、全身不适、脉浮等为主要临床表现的一种外感疾病。一年四季均可发病，以冬、春季节为多，在外感病中最为常见。病情轻者多为感受当令之气，称为伤风；病情重者多为感受非时之邪，称为重伤风；在一个时期地域内广泛流行、病情类似、症状严重者，称为"时行感冒"。

　　西医学的上呼吸道感染属中医的"感冒"范畴。

病因病机

　　感冒多因感受触冒六淫、时行之邪，侵袭肺卫，卫表不和、肺失宣肃所致。以外感风邪多见，随季节不同多挟时气或非时之气，如挟湿、挟暑等。

辨证

主症	普通感冒，初起多见鼻道和卫表症状。咽部痒而不适，鼻塞，流涕，喷嚏，声重而嘶，头痛，恶风，恶寒等
	时行感冒，多呈流行性，多人同时突然发病，症状相似，迅速蔓延，首发症状常见恶寒、发热，周身酸痛，疲乏无力

	风寒束表	风热犯表	暑湿伤表	体虚感冒
兼症	恶寒重，发热轻，头痛无汗，四肢酸楚，鼻塞声重，喷嚏，流清涕，咳嗽，痰稀而白，口不渴或喜热饮，舌苔薄白，脉浮或浮紧	发热重，恶寒轻，汗出或汗出不畅，口干而渴，鼻塞，流黄涕，咽喉乳蛾红肿疼痛，头痛，咳嗽，痰黄稠黏，舌苔薄黄，脉浮数	发热，微恶风，汗少，肢体酸重，头重胀痛，咳嗽痰黏，鼻流浊涕，心烦口渴，小便短赤，胸闷泛恶，口中黏腻，渴不多饮，舌苔薄黄腻，脉濡数	体质素虚，或病后正气未复之人，抗病力弱，卫外不固，易感冒。患病后，由于阳虚气弱，不能祛邪外出；或因阴虚血少，汗源不充，不能作汗达邪，故缠绵难愈。临床表现为肺卫不和与正虚症状并见

举病例案

林某，男，11 岁。2001 年 2 月 10 日晨起，因感受风寒，周身不适。当日 23 时，体温 39℃，伴头痛，怕冷，呕吐，其母来家求诊。查患者面色红赤，无汗，舌质淡白，脉浮紧，诊病时间为辛巳年甲辰日子时，开阳辅配阳陵泉、足三里、外关等穴温灸 15 分钟后，患儿汗出，头痛、怕冷等诸症缓解，体温降为 37.5℃，次日体温正常即告病愈。（朴联友. 实用时间针法[M]. 北京：人民卫生出版社，2006.）

阳辅：在小腿外侧，外踝尖上 4 寸，腓骨前缘（图 7-58）。

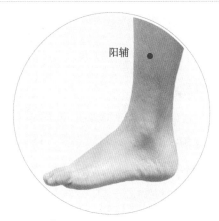

图 7-58　阳辅的体表位置

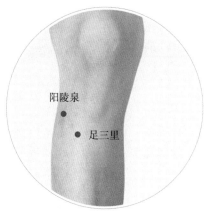

图 7-59　阳陵泉、足三里的体表位置

阳陵泉：在小腿外侧，腓骨头前下方凹陷中（图 7-59）。

足三里：在小腿外侧，犊鼻下 3 寸，胫骨前嵴外 1 横指处，犊鼻与解溪连线上（图 7-59）。

外关：在前臂后区，腕背侧远端横纹上 2 寸，尺骨与桡骨间隙中点（图 7-60）。

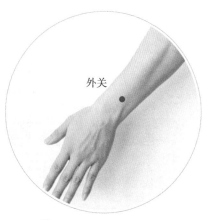

图 7-60　外关的体表位置

哮　喘

概述

哮喘是一种常见的反复发作性疾患。临床以呼吸急促，喉间哮鸣，甚则张口抬肩，不能平卧为主症。哮与喘同样会有呼吸急促的表现，但症状表现略有不同，"哮"是呼吸急促，喉间有哮鸣音；"喘"是呼吸困难，甚则张口抬肩。正如明代虞抟《医学正传》说："大抵哮以声响名，喘以气息言。"临床所见哮必兼喘，喘未必兼哮。两者每同时举发，其病因病机也大致相同，故合并叙述。

本病一年四季均可发病，尤以寒冷季节和气候急剧变化时发病较多。男女老幼皆可罹患。哮喘多见于支气管哮喘、慢性喘息性支气管炎、肺炎、肺气肿、心源性哮喘等。

病因病机

本病之基本病因为痰饮内伏。小儿每因反复感受时邪而引起；成年者多由久病咳嗽而形成。亦有脾失健运，聚湿生痰，或偏嗜咸味、肥腻或进食虾蟹鱼腥，以及情志、劳倦等，均可引动肺经蕴伏之痰饮。痰饮阻塞气道，肺气升降失常，而发为痰鸣哮喘。发作期可气阻痰壅，阻塞气道，表现为邪实证；如反复发作，必致肺气耗损，久则累及脾肾，故在缓解期多见虚象。

辨证

分型	实证	虚证
主症	病程短，或当哮喘发作期，哮喘声高气粗，呼吸深长，呼出为快，体质较强，脉象有力	病程长，反复发作或当哮喘间歇期，哮喘声低气怯，气息短促，体质虚弱，脉象无力

分型	实证		虚证	
	风寒外袭	痰热阻肺	肺气不足	肺肾两虚
兼症	咳嗽喘息，咯痰稀薄，形寒无汗，头痛，口不渴，脉浮紧，苔白薄	咳喘黏痰，咯痰不爽，胸中烦闷，咳引胸胁作痛，或见身热口渴，纳呆，便秘，脉滑数，苔黄腻	喘促气短，喉中痰鸣，语言无力，吐痰稀薄，动则汗出，舌质淡，或微红，脉细数，或软而无力	气息短促，动则喘甚，汗出肢冷，舌淡，脉沉细

举病例案

　　黄某某，男，48岁。1997年1月7日下午1：30分就诊。主诉：咳嗽喘发作4年余，近半个月来咳嗽不止引发喘作，昼夜发作，服西药症状未见明显缓解，查体：患者不能平卧，咳喘气急，痰多色白呈泡沫样，两肺听诊有散在哮鸣音，舌质暗淡，苔白腻，脉弦滑。诊断：支气管哮喘。辨证：痰湿犯肺型。就诊时间为己酉日未时，故用子午流注按时开穴法，开穴为鱼际、尺泽，用提插捻转泻法，得气后留针30分钟。次日上午9时许复诊，患者已能平卧，痰量减少，按时开穴，开穴为经渠，手法同前，第三日下午1：30分再诊，诉咳喘好转，仍感胸闷，继续开穴，取太冲、太渊、劳宫，第四日上午9时许复诊，诉咳喘已基本控制，仍宗前法开穴为太冲，巩固治疗而愈。

　　（朴联友．实用时间针法［M］．北京：人民卫生出版社，2006．）

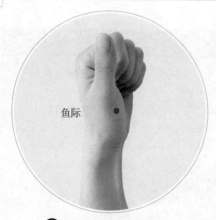

鱼际：在手外侧，第 1 掌骨桡侧中点赤白肉际处（图 7-61）。

图 7-61　鱼际的体表位置

太渊：在腕前区，桡骨茎突与舟状骨之间，拇长展肌腱尺侧凹陷中（图 7-62）。

经渠：在前臂前区，腕掌侧远端横纹上 1 寸，桡骨茎突与桡动脉之间（图 7-62）。

尺泽：在肘区，肘横纹上，肱二头肌腱桡侧缘凹陷中（图 7-62）。

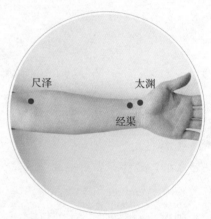

图 7-62　太渊至尺泽的体表位置

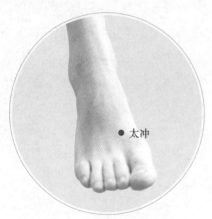

太冲：在足背，第 1、2 跖骨间，跖骨底结合部前方凹陷中，或触及动脉搏动（图 7-63）。

图 7-63　太冲的体表位置

劳宫：在掌区，横平第 3 掌指关节近端，第 2、3 掌骨之间偏于第 3 掌骨（图 7-64）。

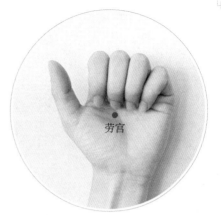

劳宫

图7-64 劳宫的体表位置

呕 吐

概述

呕吐是临床常见病证，既可单独为患，亦可见于多种疾病。古代文献以有声有物谓之呕，有物无声谓之吐，有声无物谓之干呕。因两者常同时出现，故称呕吐。

呕吐可见于西医学的急慢性胃炎、胃扩张、贲门痉挛、幽门痉挛、胃神经官能症、胆囊炎、胰腺炎等。

病因病机

胃主受纳腐熟水谷，以和降为顺，若气逆于上则发为呕吐。导致胃气上逆的原因很多，如风、寒、暑、湿之邪或秽浊之气，侵犯胃腑，致胃失和降，气逆于上则发呕吐；或饮食不节，过食生冷肥甘，误食腐败不洁之物，损伤脾胃，导致食滞不化，胃气上逆而呕吐；或因恼怒伤肝，肝气横逆犯胃，胃气上逆，或忧思伤脾，脾失健运，使胃失和降而呕吐；或因劳倦内伤，中气被耗，中阳不振，津液不能四布，酿生痰饮，积于胃中，饮邪上逆，也可发生呕吐。

辨证

分型	实证				虚证
主症	发病急，呕吐量多，吐出物多酸臭味，或伴寒热				病程较长，发病较缓，时作时止，吐出物不多，腐臭味不甚
	寒邪客胃	热邪内蕴	痰饮内阻	肝气犯胃	脾胃虚寒
兼症	呕吐清水或痰涎，食久乃吐，大便溏薄，头身疼痛，胸脘痞闷，喜暖畏寒，舌白，脉迟	食入即吐，呕吐酸苦热臭，大便燥结，口干而渴，喜寒恶热，苔黄，脉数	呕吐清水痰涎，脘闷纳差，头眩心悸，苔白腻，脉滑	呕吐多在食后精神受刺激时发作，吞酸，频频嗳气，平时多烦善怒，苔薄白，脉弦	饮食稍有不慎，呕吐即易发作，时作时止，纳差便溏，面色㿠白，倦怠乏力，舌淡苔薄，脉弱无力

举病例案

　　苏某，女，19岁。主诉：呕吐1个月，1个月来每次饮水及流质食物即呕吐，进食干性食物无碍，不伴恶心，无胃痛，经钡餐透视，食管及胃部未见器质性改变，诊断：神经性呕吐。按辨证针灸治疗半月未见效，故改用子午流注针法治疗，待每日辰时纳甲法开穴，配内关、足三里穴，经针刺6次，呕吐好转，又按照前法针6次，呕吐停止，未再复发。（朴联友.实用时间针法［M］.北京：人民卫生出版社，2006.）

足三里：在小腿外侧，犊鼻下 3 寸，胫骨前嵴外 1 横指处，犊鼻与解溪连线上（图 7-65）

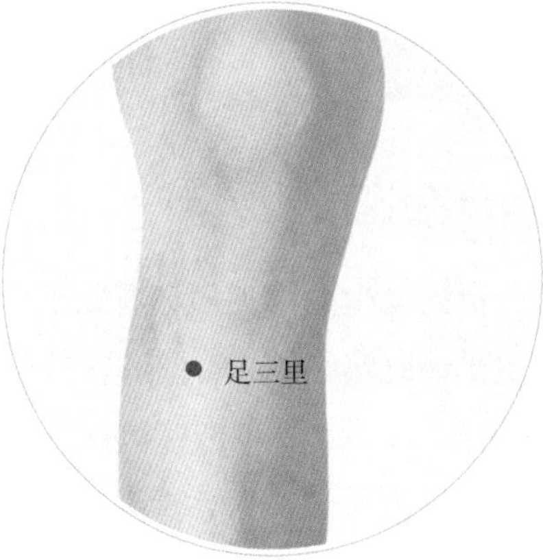

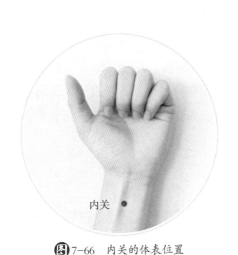

图7-65　足三里的体表位置

内关：在前臂前区，腕掌侧远端横纹上 2 寸，掌长肌腱与桡侧腕屈肌腱之间（图 7-66）。

图7-66　内关的体表位置

胃　痛

（概）（述）

　　胃痛又称胃脘痛，以上腹胃脘反复性发作性疼痛为主要症状。由于疼痛位近心窝部，古人又称"心痛""胃心痛""心腹痛""心下痛"等。《医学正传》说："古方九种心痛……详其所由，皆在胃脘而实不在心也。"后世医家对胃痛与心痛，有了明确的区分。胃痛病位在胃，而及于脾，与"真心痛"发生于心系等病证有本质的不同，临床应加以区别。

胃痛多见于西医学的急慢性胃炎、消化性溃疡、胃肠神经官能症、胃黏膜脱垂等病。

病因病机

胃痛发生的常见原因有寒邪客胃、饮食伤胃、肝气犯胃和脾胃虚弱等。胃主受纳腐熟水谷，若寒邪客于胃中，寒凝不散，阻滞气机，可致胃气不和而疼痛；或因饮食不节，饥饱无度，或过食肥甘，食滞不化，气机受阻，胃失和降引起胃痛；肝对脾胃有疏泄作用，如因恼怒抑郁，气郁伤肝，肝失条达，横逆犯胃，亦可发生胃痛；若劳倦内伤，久病脾胃虚弱，或禀赋不足，中阳亏虚，胃失温养，内寒滋生，中焦虚寒而痛；亦有气郁日久，瘀血内结，气滞血瘀，阻碍中焦气机，而致胃痛发作。总之，胃痛发生的总病机分为虚实两端，实证为气机阻滞，不通则痛；虚证为胃腑失于温煦或濡养，失养则痛。

辨证

分型	实证				虚证	
主症	上腹胃脘部暴痛，痛势较剧，痛处拒按，饥时痛减，纳后痛增				上腹胃脘部疼痛隐隐，痛处喜按，空腹痛甚，纳后痛减	
	寒邪犯胃	饮食停滞	肝气犯胃	气滞血瘀	脾胃虚寒	胃阴不足
兼症	胃痛暴作，脘腹得温痛减，遇寒则痛增，恶寒喜暖，口不渴，喜热饮，或伴恶寒，苔薄白，脉弦紧	胃脘胀满疼痛，嗳腐吞酸，嘈杂不舒，呕吐或矢气后痛减，大便不爽，苔厚腻，脉滑	胃脘胀满，脘痛连胁，嗳气频频，吞酸，大便不畅，每因情志因素而诱发，心烦易怒，喜太息，苔薄白，脉弦	胃痛拒按，痛有定处，食后痛甚，或有呕血便黑，舌质紫暗或有瘀斑，脉细涩	泛吐清水，喜暖，大便溏薄，神疲乏力，或手足不温，舌淡苔薄，脉虚弱或迟缓	胃脘灼热隐痛，似饥而不欲食，咽干口燥，大便干结，舌红少津，脉弦细或细数

举病例案

　　王某某，男性，25 岁，工人，2002 年 7 月 13 日 15 时 30 分初诊。自诉反复发作胃脘部疼痛 1 年余，疼痛多在进食后加重，伴嗳气吞酸、烧心、晨起恶心、喜热饮、神疲乏力、口淡不渴，舌质淡、苔薄白，脉象沉细。胃镜示慢性浅表性胃炎。中医诊断：胃痛（脾胃虚寒）。西医诊断：慢性胃炎。据子午流注干支推算，该日壬子日，恰逢戊申时，足阳明胃经主事，胃经经穴解溪穴当开，阳经经穴属火，火生土，急取双侧解溪穴，得气后用捻转补法 1 分钟，胃痛立止，留针 30 分钟。下一阳时庚戌，取手阳明大肠经曲池穴。下一阳时壬子日干重见，气纳三焦，穴取关冲，子母相生。针毕入眠，次日醒来，诸症大减，治疗 3 个疗程，症状完全消失。随访 3 年无复发。

［许明山等 . 子午流注针法治疗慢性胃炎 45 例［J］. 四川中医，2006，24（11）：106-107.］

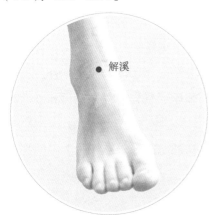

图 7-67　解溪的体表位置

　　解溪：在踝区，踝关节前面中央凹陷中，姆长伸肌腱与趾长伸肌腱之间（图 7-67）。

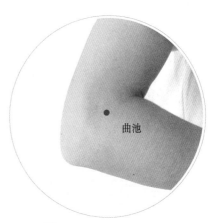

图 7-68　曲池的体表位置

　　曲池：在肘区，在尺泽与肱骨外上髁连线中点凹陷处（图 7-68）。

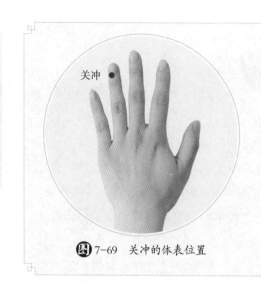

关冲

关冲：在手指，第 4 指末节尺侧，指
甲根角侧上方 0.1 寸（指寸）（图 7-69）。

图 7-69　关冲的体表位置

泄　泻

概述

　　泄泻亦称"腹泻"，是指排便次数增多，粪便稀薄，或水样泻。古人将大便溏薄者称为"泄"，大便如水注者称为"泻"。本病一年四季均可发生，但以夏秋两季多见。本证可见于多种疾病，临床可概分为急性泄泻和慢性泄泻两类。

　　泄泻多见于西医学的急慢性肠炎、胃肠功能紊乱、过敏性肠炎、溃疡性结肠炎、肠结核等疾病。

病因病机

　　泄泻的发生常与饮食不节、感受外邪、情志失调、脾胃虚弱、年老体弱、久病体虚等因素有关。本病病位在肠，与脾、胃、肝、肾等脏腑密切相关。基本病机是脾虚湿盛，肠道分清泌浊、传化功能失常，脾失健运是关键。

辨证

分型	急性泄泻			慢性泄泻		
主症	发病势急，病程短，大便次数显著增多，小便减少			发病势缓，病程较长，多由急性泄泻演变而来，便泻次数较少		
兼症	寒湿犯胃	湿热内蕴	饮食停滞	脾虚	肝郁	肾虚
	大便清稀，水谷相混，肠鸣胀痛，口不渴，身寒喜温，舌淡，苔白滑，脉迟	便稀有黏液，肛门灼热，腹痛，口渴喜冷饮，小便短赤，舌红，苔黄腻，脉濡数	腹痛肠鸣，大便恶臭，泻后痛减，伴有未消化的食物，嗳腐吞酸，不思饮食，舌苔垢浊或厚腻，脉滑	大便溏薄，腹胀肠鸣，面色萎黄，神疲肢软，舌淡苔薄，脉细弱	嗳气食少，腹痛泄泻与情志有关，伴有胸胁胀闷，舌淡红，脉弦	黎明之前腹中微痛，肠鸣即泻，泻后痛减，形寒肢冷，腰膝酸软，舌淡苔白，脉沉细

 举病例案

　　患者，女，38岁，工人，1993年4月2日初诊。肠鸣腹泻，矢气频作已近1年，曾多方治疗无效。现见：形体消瘦，脘腹胀满，矢气频作，大便日行3~4次，泻下稀软不成形，无明显不消化物，纳差，小便清，舌质淡，苔白，脉濡细。诊为脾虚泄泻，取脾俞（双）、章门（双）、中脘、天枢（双）、足三里（双）、三阴交（双），针灸并施，每日1次。针灸5次后腹胀有减轻，腹泻如故。遂改用子午流注治疗。时4月7日戊午庚申时，纳甲取二间穴针刺补法，留针30分钟。次日复诊云大便1次，且已成形。辛未时取鱼际、尺泽而愈。随访至今未复发。[李根余.子午流注纳甲法临证初探［J］.浙江中医学院学报，1997，21（4）：38.]

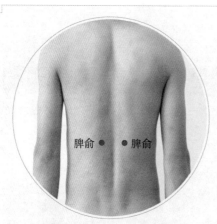

图 7-70　脾俞的体表位置

脾俞：在脊柱区，第 11 胸椎棘突下，后正中线旁开 1.5 寸（图 7-70）。

章门：在侧腹部，在第 11 肋游离端的下际（图 7-71）。

中脘：在上腹部，脐中上 4 寸，前正中线上（图 7-71）。

天枢：在腹部，横平脐中，前正中线旁开 2 寸（图 7-71）。

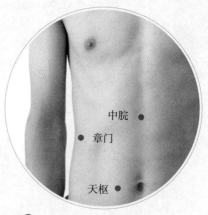

图 7-71　章门至天枢的体表位置

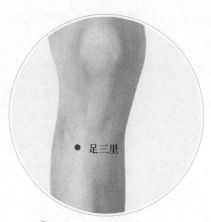

图 7-72　足三里的体表位置

足三里：在小腿外侧，犊鼻下 3 寸，胫骨前嵴外 1 横指处，犊鼻与解溪连线上（图 7-72）。

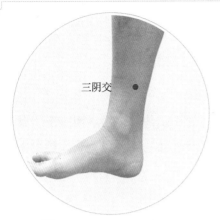

图 7-73　三阴交的体表位置

三阴交：在小腿内侧，内踝尖上 3 寸，胫骨内侧缘后际（图 7-73）。

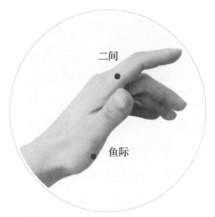

图 7-74　二间、鱼际的体表位置

二间：在手指，第 2 掌指关节桡侧远端赤白肉际处（图 7-74）。

鱼际：在手外侧，第 1 掌骨桡侧中点赤白肉际处（图 7-74）。

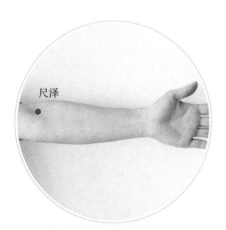

图 7-75　尺泽的体表位置

尺泽：在肘区，肘横纹上，肱二头肌腱桡侧缘凹陷中（图 7-75）。

便　秘

概述

便秘是指大便秘结不通，患者粪质干燥、坚硬，排便艰涩难下，常常数日一行，甚至非用泻药、栓剂或灌肠不能排便。便秘可见于多种急慢性疾病。

病因病机

便秘主要为大肠传导功能失常，粪便在肠内停留时间过久，水液被吸收，以致便质干燥难解。本证的发生与脾胃及肾脏关系密切，可分为实证和虚证两类。

实证便秘，多由素体阳盛，嗜食辛辣厚味，以致胃肠积热，或邪热内燔，津液受灼，肠道燥热，大便干结；或因情志不畅，忧愁思虑过度，或久坐少动，肺气不降，肠道气机郁滞，通降失常，传导失职，糟粕内停，而成便秘。虚证便秘，多由病后、产后，气血两伤未复，或年迈体弱，气血亏耗所致，气虚则大肠传导无力，血虚则肠失滋润；或下焦阳气不充，阴寒凝结，腑气受阻，糟粕不行，凝结肠道而成便秘。

辨证

主症	大便秘结不通，排便艰涩难下				
	热邪壅盛	气机郁滞	气虚	血虚	阳虚阴寒内盛
兼症	大便干结，腹胀腹痛，身热，口干口臭，喜冷饮，舌红，苔黄或黄燥，脉滑数	欲便不得，嗳气频作，腹中胀痛，纳食减少，胸胁痞满，舌苔薄腻，脉弦	虽有便意，临厕努挣乏力，挣则汗出气短，便后疲乏，大便并不干硬，面色㿠白，神疲气怯，舌淡嫩，苔薄，脉虚细	大便秘结，面色无华，头晕心悸，唇舌色淡，脉细	大便艰涩，排出困难，腹中冷痛，面色㿠白，四肢不温，畏寒喜暖，小便清长，舌淡苔白，脉沉迟

佟某，女，42岁。大便干5年，患者5年来反复出现大便干，且无规律，经常每2~3天或4~5天排便1次，纳少。针灸治疗先采用纳支法，开穴取胃经足三里、大肠经商阳、小肠经阳谷，用平补平泻法，留针20分钟，1周针2~3次，经治1月余便干好转，每1~2天排便1次，纳食较前香，食量有所增加，令其再针1月巩固疗效，后随访2年无复发。（朴联友.实用时间针法［M］.北京：人民卫生出版社，2006.）

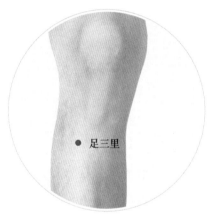

足三里：在小腿外侧，犊鼻下3寸，胫骨前嵴外1横指处，犊鼻与解溪连线上（图7-76）。

图7-76 足三里的体表位置

商阳：在手指，食指末节桡侧，指甲根角侧上方0.1寸（指寸）（图7-77）。

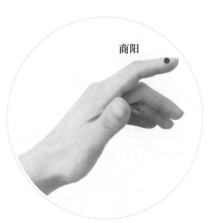

图7-77 商阳的体表位置

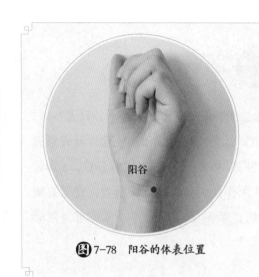

阳谷：在腕后区，尺骨茎突与三角骨之间的凹陷中（图 7-78）。

阳谷

图 7-78　阳谷的体表位置

癃　闭

概述

癃闭是指排尿困难，点滴而下，甚至小便闭塞不通的一种疾患。"癃"是指小便不利，点滴而下，病势较缓；"闭"是指小便不通，欲溲不下，病势较急。癃与闭虽有区别，但都是指排尿困难，只是程度上的不同，故常合称癃闭。

癃闭可见于西医学的膀胱、尿道器质性和功能性病变及前列腺疾患等所造成的排尿困难和尿潴留。

病因病机

本病由膀胱湿热互结，导致气化不利，小便不能，而成癃闭；或肺热壅盛，津液输布失常，水道通调不利，热邪闭阻而成癃闭；或跌仆损伤，以及下腹部手术，引起筋脉瘀滞，影响膀胱气化而致小便不通，此属实证。或脾虚气弱，中气下陷，清阳不升，浊阴不降，则小便不利；或年老肾气虚惫，命门火衰，不能温煦鼓舞膀胱气化，使膀胱气化无权，形成癃闭，此属虚证。

辨证

分型	实证				虚证	
主症	发病急，小便闭塞不通，努责无效，小腹胀急而痛，烦躁口渴，舌质红，苔黄腻				发病缓，小便淋漓不爽，排出无力，甚则点滴不通，精神疲惫，舌质淡，脉沉细而弱	
	湿热内蕴	肺热壅盛	肝郁气滞	外伤血瘀	脾虚气弱	肾阳虚
兼症	口渴不欲饮，或大便不畅，舌红，苔黄腻，脉数	呼吸急促，咽干咳嗽，舌红苔黄，脉数	多烦善怒，胁腹胀满，舌红，苔黄，脉弦	有外伤或损伤病史，小腹满痛，舌紫暗或有瘀点，脉涩	气短纳差，大便不坚，小腹坠胀，舌淡苔白，脉细弱	面色㿠白，神气怯弱，腰膝酸软，畏寒乏力，舌淡苔白，脉沉细无力

举病例案

◉ 病案 1

　　温某，女，33 岁，于 1974 年 2 月 24 日就诊。曾患有慢性肾盂肾炎，近半年小便不利加重。症见小腹胀痛，尿急，欲溺不能，尿量少且有灼烧感，烦躁不安。查舌苔黄腻，脉弦数。治宜清利湿热，行气利尿。取穴：1972 年 2 月 24 日为丙申日，时在癸巳，纳甲法开阴谷，配蠡沟、中极，强刺激手法。留针 10 分钟后即有尿意，退针后小便尿量显著增多。（肖进顺.子午流注针法入门［M］.北京：人民军医出版社，2008.）

◉ 病案 2

　　李某，女，54 岁。2002 年 6 月 30 日 17 时 20 分会诊。主诉：小便不解 1 天，于乳腺癌全切术后出现小便不解，小腹膨隆，胀急，拒按，呻吟不止，舌质暗红，苔黄腻，脉细数。按就诊时间为己巳日酉时，纳子法开肾经穴，取涌泉穴，用泻法，配以中极穴平刺，疏通膀胱之气，通利小便，予以强刺激，用泻法，不留针，3 分钟后，排尿 800 毫升。（朴联友 . 实用时间针法［M］. 北京：人民卫生出版社，2006.）

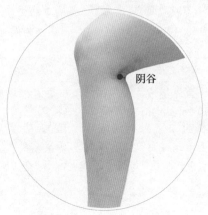

图 7-79　阴谷的体表位置

阴谷：在膝后区，腘横纹上，半腱肌肌腱外侧缘（图 7-79）。

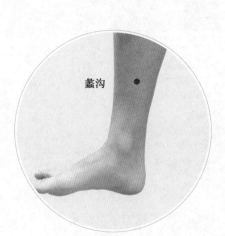

图 7-80　蠡沟的体表位置

蠡沟：在小腿内侧，内踝尖上 5 寸，胫骨内侧面的中央（图 7-80）。

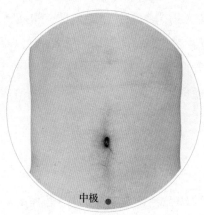

图 7-81　中极的体表位置

中极：在下腹部，脐中下 4 寸，前正中线上（图 7-81）。

涌泉：在足底，屈足卷趾时足心最凹陷中；约当足底第 2、3 趾蹼缘与足跟连线的前 1/3 与后 2/3 交点凹陷中（图 7-82）。

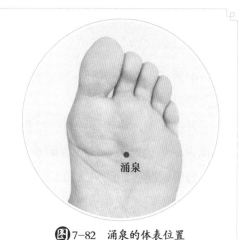

涌泉

图 7-82 涌泉的体表位置

（本节由赵悦、刘亮、李明月编写）

第三节 妇儿科病证

月经不调

概述

中医妇科中的月经不调有广义与狭义之分。广义的月经不调，泛指一切月经病；狭义的月经不调仅仅指月经的周期、经色、经量、经质出现异常改变，并伴有其他症状。本篇以月经周期的异常作为本病的主要症状介绍，而经期的异常往往会伴有经量、经色、经质的异常，临证时当全面分析。其中月经先期指月经周期提前一周以上者，又称经早；月经后期指月经周期推迟一周以上者，又称经迟；连续 2 次以上月经周期或先或后者，为月经先后无定期，又称经乱。

病因病机

中医认为月经与肝、脾、肾关系密切，肾气旺盛，肝脾调和，冲任脉盛，则月经按时而下。

月经先期，或素体阳盛，过食辛辣，助热生火；或情志急躁或抑郁，肝郁化火，热扰血海；或久病阴亏，虚热扰动冲任；或饮食不节，劳倦过度，思虑伤脾，脾虚而统摄无权。

月经后期，或外感寒邪，寒凝血脉；或久病伤阳，运血无力；或久病体虚，阴血亏虚，或饮食劳倦伤脾，使化源不足，而致月经后期。

月经先后无定期，或情志抑郁，疏泄不及则后期，气郁化火，扰动冲任则先期；或禀赋素弱，重病久病，使肾气不足，行血无力，或精血不足，血海空虚则后期，若肾阴亏虚，虚火内扰则先期。

辨证

分型	月经先期			月经后期		月经先后不定期	
主症	月经周期提前7天以上，甚至10余日一行			月经周期推迟7日以上，甚至3至5个月一行，连续出现2个周期以上		月经周期提前或错后7天以上，先后不定，经量或多或少，连续2个周期以上	
	实热证	虚热证	气虚证	实寒证	虚寒证	肝郁证	肾虚证
兼症	月经量多，色深红或紫质黏稠，伴面红口干，心胸烦热，小便短赤，大便干燥，舌红苔黄，脉数	月经量少或量多，色红质稠，两颧潮红，手足心热，舌红苔少，脉细数	月经量少或量多，色淡质稀，神疲肢倦，心悸气短，纳少便溏，舌淡，脉细弱	月经量少色暗，有血块，小腹冷痛，得热则减，畏寒肢冷，苔薄白，脉沉紧	月经周期延后，月经色淡而质稀，量少，小腹隐隐作痛，喜暖喜按，舌淡苔白，脉沉迟	月经色紫暗，有块，经行不畅，胸胁乳房作胀，小腹胀痛，时叹息，嗳气不舒，苔薄白，脉弦	经来先后不定，量少，色淡，腰骶酸痛，头晕耳鸣，舌淡苔白，脉沉弱

举病例案

马某某，女，32岁。患者每次月经来潮提前7天以上已1年余，自诉因减肥进食无规律，半年后出现月经不规律，且经量少，颜色淡，伴大便稀溏，舌质暗淡，舌边齿痕，苔薄，脉沉细。诊为月经先期。中医辨证：化源不足，脾虚不摄。曾自服乌鸡白凤丸调理3个月不效，特前来求治于针灸。按就诊时间为2001年7月8日上午10点30分，子午流注纳支法每日上午9~11时属巳时正值脾经经穴开，本患者因脾虚而病，足太阴脾经之病，病属土，其母穴是属土的大都穴，依"虚则补其母"的原则，故于11点后针大都穴，用捻转补法，配合关元、足三里、神门、三阴交。隔日1次，治疗10次后患者便溏止，再继续针灸10次后，月经来潮基本恢复正常，高兴而归。随访半年，未见复发。（朴联友.实用时间针法[M].北京：人民卫生出版社，2006.）

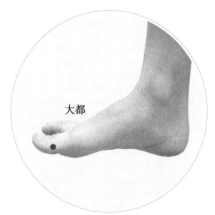

图 7-83　大都的体表位置

大都：在足趾，第1跖趾关节远端赤白肉际凹陷中（图7-83）。

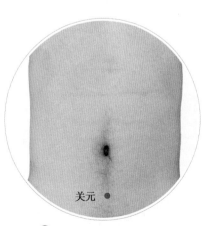

图 7-84　关元的体表位置

关元：在下腹部，脐中下3寸，前正中线上（图7-84）。

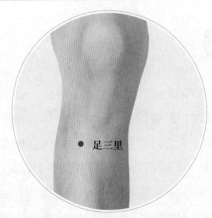

图 7-85 足三里的体表位置

足三里：在小腿外侧，犊鼻下 3 寸，胫骨前嵴外 1 横指处，犊鼻与解溪连线上（图 7-85）。

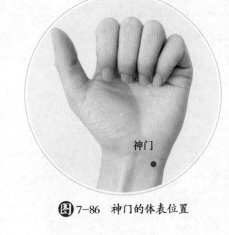

图 7-86 神门的体表位置

神门：在腕前区，腕掌侧远端横纹尺侧端，尺侧腕屈肌腱的桡侧缘（图 7-86）。

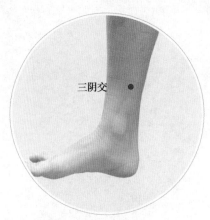

图 7-87 三阴交的体表位置

三阴交：在小腿内侧，内踝尖上 3 寸，胫骨内侧缘后际（图 7-87）。

痛　经

概述

　　妇女在月经期前后或月经期中发生小腹及腰部疼痛，甚至难以忍受，影响工作及日常生活者，称为痛经。本病以青年妇女为多见。

　　西医学分为原发性痛经与继发性痛经。生殖器官无器质性病变者称为原发性痛经或称功能性痛经，常发生于月经初潮后不久的未婚或未孕的年轻妇女，常于婚后或分娩后自行消失。由于生殖器官器质性病变所引起的痛经称为继发性痛经，常见于子宫内膜异位症、急慢性盆腔炎、肿瘤、子宫颈狭窄及阻塞等。

病因病机

　　痛经多由情志不调，肝气郁结，血行受阻；或经期受寒饮冷，坐卧湿地，冒雨涉水，寒湿之邪客于胞宫，气血运行不畅所致；或由脾胃素虚，或大病久病，气血虚弱；或禀赋素虚，肝肾不足，精血亏虚，加之行经之后精血更虚，胞脉失养而引起痛经。

辨证

主症	经期或行经前后下腹部疼痛，历时数小时，有时甚至 2~3 天，疼痛剧烈时患者脸色发白，出冷汗，全身无力，四肢厥冷，或伴有恶心、呕吐、腹泻、尿频、头痛等			
	实证		虚证	
	腹痛多在经前或经期，疼痛剧烈，拒按，色紫红或紫黑，有血块，下血块后疼痛缓解		腹痛多经后，小腹绵绵作痛，少腹柔软喜按，月经色淡、量少	
兼症	气滞血瘀	寒湿凝滞	气血不足	肝肾不足
	经前伴有乳房胀痛，舌有瘀斑，脉细弦	腹痛有冷感，得温热疼痛可缓解，月经量少，色紫黑有块，苔白腻，脉沉紧	面色苍白或萎黄，倦怠无力，头晕眼花，心悸，舌淡、舌体胖大边有齿痕，脉细弱	腰膝酸软，夜寐不宁，头晕耳鸣，舌红苔少，脉细

举病
例案

患者，17岁，学生，1989年5月8日上午9时许初诊。经行小腹剧痛，冷汗淋漓，每次月经来潮时出现，至今2年余。妇检无阳性体征；迭服中西药疗效不显。也曾在某院行针灸治疗，处方多为气海、三阴交之类无效。经量少，色暗，有血块，伴见舌上瘀斑，脉紧涩。当时为戊辰日丁巳时，纳甲开大陵穴，即取双侧大陵行提插泻法，10余分钟后腹痛消失。嘱次日辰时就诊，纳甲针支沟以巩固疗效，未再复诊。随访未再发。[李根余.子午流注纳甲法临证初探［J].浙江中医学院学报，1997，21（4）：38.]

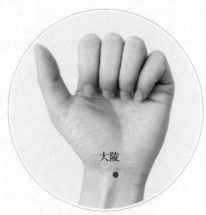

图7-88　大陵的体表位置

大陵：在腕前区，腕掌侧远端横纹中，掌长肌腱与桡侧腕屈肌腱之间（图7-88）。

支沟：在前臂后区，腕背侧远端横纹上3寸，尺骨与桡骨间隙中点（图7-89）。

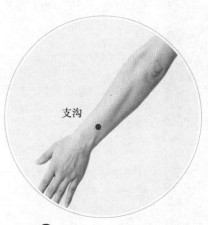

图7-89　支沟的体表位置

经　闭

（概）（述）

经闭，俗称闭经。凡地处温带，年过 18 岁而月经尚未来潮者称为原发性闭经；凡以往有过正常月经，现停止月经在 3 个周期以上者称为继发性闭经。至于青春期前、妊娠期、哺乳期以及绝经期的闭经都属生理现象。另一种分类法是根据闭经的原因，按部位分为全身性疾病所致的闭经、下丘脑—垂体性闭经、肾上腺皮质功能失调性闭经、甲状腺功能失调性闭经、子宫性闭经、卵巢功能失调性闭经以及使用避孕药后所致的闭经。

西医学认为正常的月经有赖于大脑皮层、下丘脑、垂体、卵巢、子宫等功能的协调，其中任何环节发生病变，即可导致闭经。其他内分泌腺体如甲状腺、肾上腺皮质功能障碍，或某些精神因素、环境改变、寒冷、消耗性疾病、刮宫过深、放射线治疗等也能引起闭经。

（病）（因）（病）（机）

经闭多由禀赋薄弱，肾气未充，或多产堕胎，耗伤精血；或失血过多等均可导致血海空虚，而产生经闭。七情内伤，肝气郁结，气滞血瘀，或脾失健运，痰湿内盛，阻于冲任；或饮冷受寒，血为寒凝，冲任阻滞不通，胞脉闭阻而致闭经。基本病理分为虚、实两类，实者主要有瘀滞与寒凝，虚者主要有血虚与肾虚。病位主要在肝，与脾、肾有关。

（辨）（证）

分型	实证	虚证
主症	年过 18 岁而月经尚未来潮，或以往有过正常月经，现停止月经在 3 个周期以上	

分型	实证				虚证		
	血滞经闭	气滞血瘀	痰湿阻滞	寒凝经闭	血枯经闭	肝肾不足	气血亏虚
兼症	已往月经正常，骤然经闭不行，伴有腹胀痛等实象	情志抑郁，或烦躁易怒，胸胁胀满，小腹胀痛拒按，舌质紫暗或有瘀斑，脉沉弦	形体肥胖，胸胁满闷，神疲倦怠，白带量多，苔腻，脉滑	经闭，小腹冷痛，形寒肢冷，喜温暖，苔白，脉沉迟	月经超龄未至，或先经期错后，经量逐渐减少，终至经闭	头晕耳鸣，腰膝酸软，口干咽燥，五心烦热，潮热盗汗，舌红苔少，脉弦细	头晕目眩，心悸气短，神疲肢倦，食欲不振，舌淡苔薄白，脉沉缓

举病例案

　　李某某，女，25 岁。患者由于情绪及工作过度紧张，睡眠不足，生活不规律出现月经血量减少，继之闭经半年并伴有嗜睡、纳差、性欲低落，面色萎黄，舌质胖嫩，色淡，少苔，脉沉细迟而无力。查：雌激素水平中度低落。诊为经闭。在妇科服药的同时，为求速效特前来针灸治疗。按就诊时间 2000 年 5 月 17 日 17 时，为乙亥日乙酉时，灵龟八法开公孙穴、飞腾八法开申脉穴、纳甲法开大敦穴，予针公孙穴、大敦穴、申脉穴，配内关穴、后溪穴、脾俞穴、肾俞穴、气海穴、足三里穴。大敦穴用泻法，余穴用补法，留针 30 分钟，隔日 1 次，约患者逢开公孙穴、内关穴时来诊，配上穴，治疗 10 次后月经来潮，兼症好转。随访 3 个月，月经按时来潮。（朴联友 . 实用时间针法［M］. 北京：人民卫生出版社，2006.）

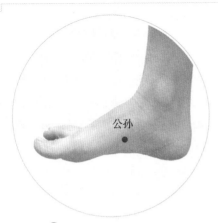

图 7-90　公孙的体表位置

公孙：在跖区，第 1 跖骨底的前下缘赤白肉际处（图 7-90）。

申脉：在踝区，外踝尖直下，外踝下缘与跟骨之间凹陷中（图 7-91）。

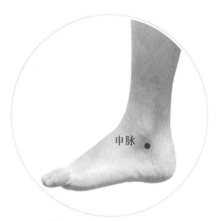

图 7-91　申脉的体表位置

大敦：在足趾，大趾末节外侧，趾甲根角侧后方 0.1 寸（指寸）（图 7-92）。

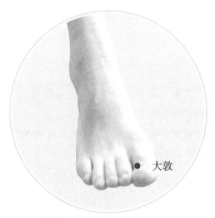

图 7-92　大敦的体表位置

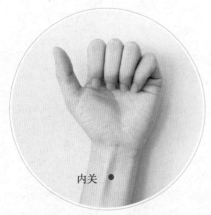

图 7-93 内关的体表位置

内关：在前臂前区，腕掌侧远端横纹上2寸，掌长肌腱与桡侧腕屈肌腱之间（图7-93）。

后溪：在手内侧，第5掌指关节尺侧近端赤白肉际凹陷中（图7-94）。

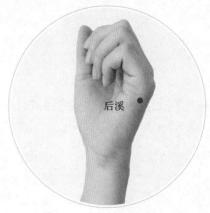

图 7-94 后溪的体表位置

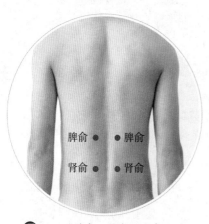

图 7-95 脾俞、肾俞的体表位置

脾俞：在脊柱区，第11胸椎棘突下，后正中线旁开1.5寸（图7-95）。

肾俞：在脊柱区，第2腰椎棘突下，后正中线旁开1.5寸（图7-95）。

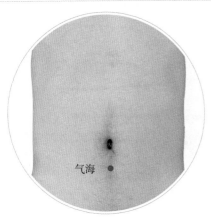

图 7-96 气海的体表位置

气海：在下腹部，脐中下 1.5 寸，前正中线上（图 7-96）。

足三里：在小腿外侧，犊鼻下 3 寸，胫骨前嵴外 1 横指处，犊鼻与解溪连线上（图 7-97）。

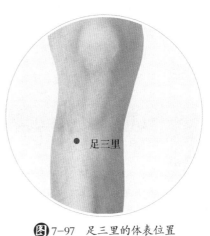

图 7-97 足三里的体表位置

崩　漏

 概述

崩漏是指妇女非周期性子宫出血，其发病急骤，暴下如注，大量出血者为"崩"；病势缓，出血量少，淋漓不绝者为"漏"。崩与漏虽出血情况不同，但在发病过程中两者常互相转化，如崩血量渐少，可能转化为漏，漏势发展又可能变为崩，故临床多以崩漏并称。青春期和更年期妇女多见。

崩漏可见于西医学的功能性子宫出血及其他原因引起的子宫出血。

（病）（因）（病）（机）

本病发生的主要机制，是由于冲任损伤，不能固摄，以致经血从胞宫非时妄行。素体阳盛，外感热邪，过食辛辣，致热伤冲任，迫血妄行；情志抑郁，肝郁化火，致藏血失常；七情内伤，气机不畅，或产后余血未净，瘀血阻滞冲任，血不归经发为崩漏，属实证。忧思劳倦过度，损伤脾气，统摄无权，而致冲任不固；肾阳亏损，失于封藏，使冲任不固，或肾阴不足致虚火动血，而成崩漏，属虚证。本病病变涉及到冲、任二脉及肝、脾、肾三脏，证候有虚有实。

（辨）（证）

分型	实证				虚证		
主症	崩漏下血量多，或淋漓不断，血色红				暴崩下血，或淋漓不净		
	血热	湿热	气郁	血瘀	脾虚	肾阳虚	肾阴虚
兼症	血色深红，质黏稠，气味臭秽，口干喜饮，舌红苔黄，脉滑数	出血量多，色紫红而黏腻，带下量多，色黄臭秽，阴痒，苔黄腻，脉濡数	血色正常，或带有血块，烦躁易怒，时欲叹息，小腹胀痛，苔薄白，脉弦	漏下不止，或突然下血甚多，色紫红而黑，有块，小腹疼痛拒按，下血后疼痛减轻，舌质紫暗有瘀点，脉沉涩	血色淡，质薄，面色萎黄，神疲肢倦，气短懒言，纳呆便溏，舌质淡而胖，苔白，脉沉细无力	出血量多，日久不止，色淡红，少腹冷痛，喜温喜按，形寒畏冷，大便溏薄，舌淡苔白，脉沉细而迟	下血量少，色红，头晕耳鸣，心烦不寐，腰膝酸软，舌红少苔，脉细数

举病
例案

金某，女，29 岁。患者自婚后即患"功能性子宫出血"，已 2 年，外院妇科检查为无排卵性功能性子宫出血症，月经初潮 15 岁，7~11/15~90 天，血量多，色淡红，伴神疲，面色萎黄，心慌气短，腰酸，肢冷，带下，便溏，曾连续出血 2 个月余。此次血崩量多，已 1 周，舌边齿痕，苔白，脉沉细而缓。诊为功能性子宫出血。辨证为心脾两虚，血失统摄。按就诊时间 1997 年 6 月 15 日上午 9 点 10 分为戊子日丁巳时纳甲法开大陵，灵龟八法开公孙、内关应之，飞腾八法开照海、列缺应之，予针公孙、内关、照海、列缺、大陵、配关元、气海、心俞、膈俞、肝俞、脾俞、肾俞等，用补法，留针 30 分钟，留针的同时，艾柱灸双侧隐白，隔日 1 次，每次按上法查速查表开穴，配上穴，同时艾灸，并服人参归脾丸，每日两丸，坚持治疗 3 个月，周期已准，血崩已止，诸症皆除而痊愈。（朴联友. 实用时间针法［M］. 北京：人民卫生出版社，2006.）

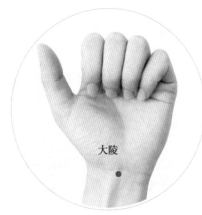

图7-98　大陵的体表位置

大陵：在腕前区，腕掌侧远端横纹中，掌长肌腱与桡侧腕屈肌腱之间（图 7-98）。

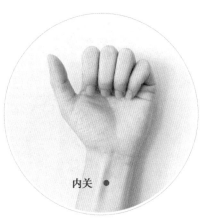

图7-99　内关的体表位置

内关：在前臂内侧，腕掌侧横纹上 2 寸，掌长肌腱与桡侧腕屈肌腱之间（图 7-99）。

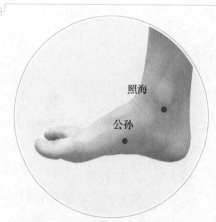

图 7-100 公孙、照海的体表位置

公孙：在跖区，第1跖骨底的前下缘赤白肉际处（图7-100）。

照海：在踝区，内踝尖下1寸，内踝下缘边际凹陷中（图7-100）。

列缺：在前臂，腕掌侧远端横纹上1.5寸，拇短伸肌腱与拇长展肌腱之间，拇长展肌腱沟的凹陷中（图7-101）。

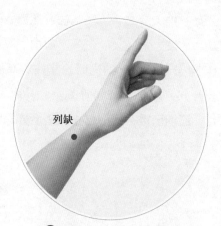

图 7-101 列缺的体表位置

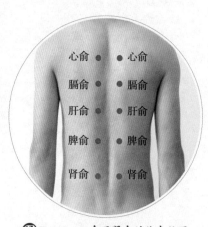

图 7-102 心俞至肾俞的体表位置

心俞：在脊柱区，第5胸椎棘突下，后正中线旁开1.5寸（图7-102）。

膈俞：在脊柱区，第7胸椎棘突下，后正中线旁开1.5寸（图7-102）。

肝俞：在脊柱区，第9胸椎棘突下，后正中线旁开1.5寸（图7-102）。

脾俞：在脊柱区，第11胸椎棘突下，后正中线旁开1.5寸（图7-102）。

肾俞：在脊柱区，第2腰椎棘突下，后正中线旁开1.5寸（图7-102）。

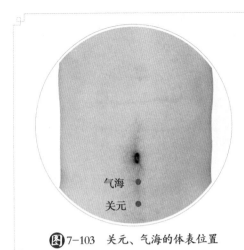

关元：在下腹部，脐中下 3 寸，前正中线上（图 7-103）。

气海：在下腹部，脐中下 1.5 寸，前正中线上（图 7-103）。

气海

关元

图 7-103 关元、气海的体表位置

遗　尿

概述

遗尿指年满五周岁以上，具有正常排尿功能的小儿，在睡眠中小便不能自行控制的疾病。偶因疲劳或饮水过多而遗尿者，不作病态论。

病因病机

多由禀赋不足、病后体弱，导致肾阳不足，下元虚冷，膀胱约束无力；或病后肺脾气虚，水道制约无权，因而发生遗尿。病变部位主要在肾，病变性质以虚证为主。

辨证

主症	夜间没有自主控制的排尿，轻者几天 1 次，重者每夜 1~2 次或更多	
	肾阳不足	**肺脾气虚**
兼症	睡中遗尿，白天小便亦多，甚至难于控制，面色㿠白，精神疲乏，肢冷畏寒，智力迟钝，腰腿乏力，舌淡，脉沉细	睡中遗尿，白天小便频而量少，劳累后遗尿加重，面白，气短，食欲不振，大便易溏，舌淡苔白，脉细无力

举病例案

宋某某，女，8岁。自小夜间经常遗尿，少则1次，多则4次，经医院检查未发现异常。曾服用中药治疗，未见效。治疗遂采用纳子法，取复溜穴，每日戌时，用1寸毫针，直刺2分，中等刺激，用补法，以局部有酸胀感为度，留针5分钟，经10次治疗，遗尿停止，随访1年，未见复发。（朴联友.实用时间针法［M］.北京：人民卫生出版社，2006.）

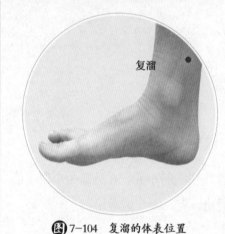

复溜

复溜：在小腿内侧，内踝尖上2寸，跟腱的前缘（图7-104）。

 7-104　复溜的体表位置

（本节由于念岐、王定寅编写）

第四节　五官科病证

耳聋、耳鸣

概述

耳聋、耳鸣是指听觉异常的两种症状。耳鸣是以自觉耳内鸣响为主症；

耳聋是以听力减退或听力丧失为主症，耳聋往往由耳鸣发展而来。两者在病因病机及针灸治疗方面大致相同，故合并叙述。

病因病机

本症的发生，可分为内因外因。内因多由恼怒、惊恐，肝胆风火上逆，以致少阳经气闭阻，或因肾虚气弱，肝肾亏虚，精气不能上濡于耳而成；外因多由风邪侵袭，壅遏清窍，亦有因突然暴响震伤耳窍引起者。

辨证

分型	实证			虚证		
主症	耳鸣以自觉耳内鸣响为主症；耳聋以听力减退或听力丧失为主症					
	外邪侵袭	肝火上亢	痰火郁结	肾精亏虚	脾胃虚弱	气滞血瘀
兼症	起病较快，感冒及温热病后，自感耳中憋气作胀，有阻塞感，耳鸣，听力下降。全身或伴有头痛、恶寒、发热，口干等症状。舌质红，苔薄白或薄黄，脉略浮或浮数	耳鸣如闻潮声，或如风雷声，耳聋时轻时重，每于郁怒之后，耳鸣耳聋突发加重，或兼耳胀耳痛感，或有头痛，眩晕，目红面赤，口苦咽干，或夜寐不安，烦躁不宁，或有胁痛，大便秘结，小便黄。舌红苔黄，脉弦数有力	两耳鸣不息，蝉鸣或"呼呼"作响，有时闭塞憋气，听音不清，头昏沉重，胸闷脘满，咳嗽痰多，口苦或口淡而无味，二便不畅。舌红苔黄腻，脉弦滑	耳内常闻蝉鸣之声，昼夜不息，夜间较甚，以致虚烦失眠，听力渐降，兼头晕目暗，腰膝酸软，男子遗精，女子白淫。舌红少苔，脉细弱或细数	耳鸣耳聋，劳而更甚，或在蹲下站起时较甚，耳内有突然空虚或发凉感觉。倦怠乏力，纳少，食后腹胀，大便时溏，面色萎黄。唇舌淡红，苔薄白，脉虚弱	忽闻巨响、暴震或外伤后耳突聋，或耳聋日久，耳聋日渐加重，或觉眩晕不适，胸闷不舒，烦躁易怒。舌质淡暗或有瘀点瘀斑，脉弦或弦涩

举病例案

何某，女，46岁，于2006年10月20日7：00就诊。自诉患耳鸣已经10余年，听力下降，经中西医多方治疗无效。伴头晕乏力，心悸失眠，腰膝酸软。查舌淡尖红，脉虚细。证属气阴两虚、肝肾亏损所致耳鸣。治以益气养血、滋补肝肾。取穴：2006年10月20日7：00即壬午年甲辰时，纳甲法开侠溪，配小海、阳谷、翳风。嘱23日下午16：00复诊（乙酉日甲申时），纳甲法开液门，配合谷、中渚、阳溪、听宫。26日上午10：00（戊子日丁巳时）复诊，纳甲法取大陵，配商阳、听宫、翳风。按照上方，隔日或每周开穴2次，共针刺3个月，诸症悉除。（肖进顺.子午流注针法入门［M］.北京：人民军医出版社，2008.）

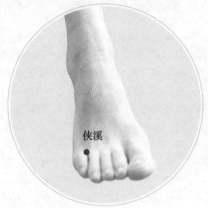

图7-105　侠溪的体表位置

侠溪：在足背，第4、5趾间，趾蹼缘后方赤白肉际处（图7-105）。

小海：在肘后区，尺骨鹰嘴与肱骨内上髁之间凹陷中（图7-106）。

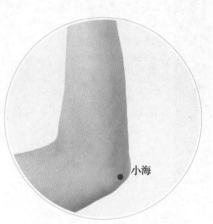

图7-106　小海的体表位置

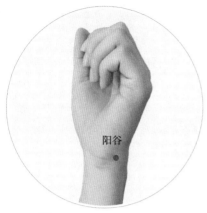

阳谷：在腕后区，尺骨茎突与三角骨之间的凹陷中（图7-107）。

图 7-107　阳谷的体表位置

大陵：在腕前区，腕掌侧远端横纹中，掌长肌腱与桡侧腕屈肌腱之间（图7-108）。

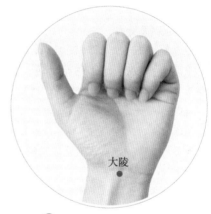

图 7-108　大陵的体表位置

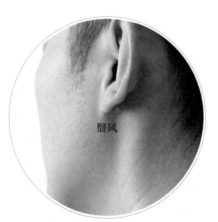

翳风：在颈部，耳垂后方，乳突下端前方凹陷中（图7-109）。

图 7-109　翳风的体表位置

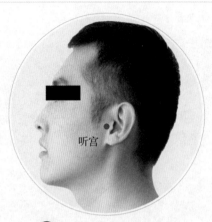

图7-110　听宫的体表位置

听宫：在面部，耳屏正中与下颌骨髁突之间的凹陷中（图7-110）。

液门：在手背部，当第4、5指间，指蹼缘上方赤白肉际凹陷中（图7-111）。

中渚：在手背，第4、5掌骨间，第4掌指关节近端凹陷中（图7-111）。

商阳：在手指，食指末节桡侧，指甲根角侧上方0.1寸（指寸）（图7-111）。

合谷：在手背，第2掌骨桡侧的中点处（图7-111）。

阳溪：在腕区，腕背侧远端横纹桡侧，桡骨茎突远端，解剖学"鼻烟窝"凹陷中（图7-111）。

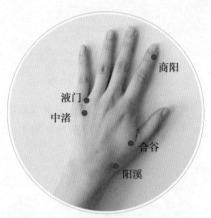

图7-111　液门至阳溪的体表位置

过敏性鼻炎

 概述

过敏性鼻炎也被称为"花粉热"，是由于吸入过敏物质而引起的鼻内壁炎症，以突然和反复发作的鼻痒、喷嚏、流清涕、鼻塞等为特征，可发生于任何年龄，男女均有，易见于年轻人。中医称"鼻鼽""鼽嚏"等。

病因病机

鼻为肺之外窍，肺气虚弱，卫表不固，风寒乘虚而入，犯及鼻窍，邪正相搏，肺气不得通调，津液停聚，鼻窍壅塞，遂致喷嚏流清涕；脾虚则脾气不能输布于肺，肾虚则摄纳无权，气不归元，风邪得以内侵。故鼻鼽的病变在肺，但其病理变化与脾肾有一定关系。

辨证

主症	发作突然，典型症状为鼻塞、流鼻涕、喷嚏，或瘙痒，可伴暂时嗅觉减退		
	肺气虚寒	脾气虚弱	肾阳亏虚
兼症	阵发性鼻塞，鼻痒，喷嚏频频，清涕如水，兼见畏风怕冷，遇风寒即作，容易感冒，气短懒言，自汗，面色苍白，舌质淡，舌苔薄白，脉细虚弱	鼻塞鼻胀较重，鼻涕清稀，淋漓而下，鼻塞不通，嗅觉迟钝，喷嚏突发，兼见面色萎黄无华，消瘦，食少纳呆，腹胀便溏，四肢倦怠乏力，少气懒言，舌淡胖，边有齿痕，苔薄白或腻，脉细弱无力	鼻鼽多为长年性，鼻塞，鼻痒，喷嚏频作，连连不已，鼻流清涕，量多如注，兼见形寒肢冷，小便清长，夜尿频，腰膝冷痛，神疲倦怠，或见生殖系统疾病，舌淡胖，舌苔白，脉沉细无力

举病例案

林某，女，40岁，打喷嚏，流水涕，咽干，耳、眼、口、鼻发痒难忍，鼻子常年不通气，反复发作30年。于2004年4月7日前来治疗。西医诊断为过敏性鼻炎，中医诊断为混合性鼻炎。治疗方法：子午针配合中药祛风汤。运用纳干法施治，日干支：庚日，主气经：手阳明大肠经；时干支：辰时，主开穴：商阳。员利针点刺（先左后右），配穴：合谷补法，足三里补法，尺泽补法，太阳、风池平补平泻。2004年4月11日来诊，自述有好转。2004年4月14日来诊，自述鼻子流出大量黄涕，头脑非常清醒，能闻到炒菜味。

2004年4月19日来诊，自述一切恢复正常。2004年6月19日电话随访，除感冒时打几个喷嚏外，其他时间都很好。[李猛等.子午流注针法配合中药治疗过敏性鼻炎方法与疗效分析 [J].辽宁中医杂志.2005, 32（10）: 1071.]

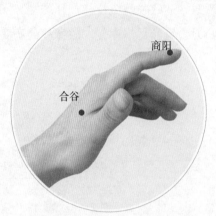

图 7-112　商阳、合谷的体表位置

商阳：在手指，食指末节桡侧，指甲根角侧上方 0.1 寸（指寸）（图 7-112）。

合谷：在手背，第 2 掌骨桡侧的中点处（图 7-112）。

足三里：在小腿外侧，犊鼻下 3 寸，胫骨前嵴外 1 横指处，犊鼻与解溪连线上（图 7-113）。

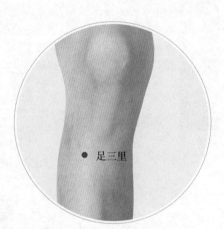

图 7-113　足三里的体表位置

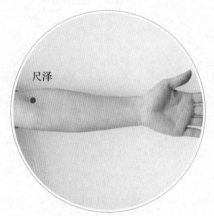

图 7-114　尺泽的体表位置

尺泽：在肘区，肘横纹上，肱二头肌腱桡侧缘凹陷中（图 7-114）。

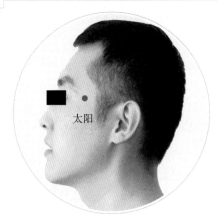

太阳：在头部，当眉梢与目外眦之间，向后约一横指的凹陷中（图7-115）。

图 7-115　太阳的体表位置

风池：在颈后区，枕骨之下，胸锁乳突肌上端与斜方肌上端之间的凹陷中（图7-116）。

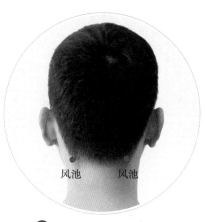

图 7-116　风池的体表位置

牙　痛

概述

　　牙痛是指牙齿因各种原因引起的疼痛，为口腔疾患中常见的症状之一，可见于西医学的龋齿、牙髓炎、根尖周围炎和牙本质过敏等。

病因病机

　　手、足阳明经脉分别入下齿、上齿，大肠、胃腑积热，或风邪外袭经络，郁于阳明而化火，火邪循经上炎而发牙痛。肾主骨，齿为骨之余，肾阴不足，虚火上升亦可引起牙痛。亦有多食甘酸之物，口齿不洁，垢秽蚀齿而作痛者。因此，牙痛主要与手足阳明经和足少阴经有关。

辨证

主症	各种原因引起的牙齿疼痛		
	胃火上盛	虚火上炎	风火牙痛
兼症	疼痛剧烈，牙龈与颜面部红肿，或牙龈溢脓、牙龈出血，有时张口困难，同时可见头痛、口渴、口臭、尿少、便秘、发热、舌苔黄腻等症状，多见于冠周炎、化脓性根尖周炎	牙齿隐隐作痛，程度较轻，午后与夜间可能加重，牙龈多不红肿，常出现牙齿松动、咬物无力且疼痛加剧或牙龈出血。全身可伴有腰酸、头晕、口干咽燥、舌红苔白、脉细数等症状	牙痛呈阵发性，痛甚而龈肿，兼形寒身热，脉浮数等症

举病
例案

　　患者，男，53岁，就诊时间为2010年1月16日。患者2天前因吃火锅后开始牙痛，且愈痛愈烈，以致张口困难，只能进半流食。查：右侧上颌第二磨牙牙龈红肿，溃烂溢脓，触之出血，伴口臭、便秘等症状，苔黄燥，脉洪。诊为胃火牙痛。于8：30（7：00~9：00为胃经工作时间）给予左足厉兑穴刺血，泄出暗紫色血液十余滴，刺血后疼痛大减。第2天于相同时间相同穴位再刺血一次，疼痛完全消失。3日后复查，红肿溢脓等均已消失，牙痛痊愈。[零月丽等.择时穴位刺血治疗胃（肠）火牙痛的疗效观察［J］.中国当代医药，2012，19（9）：106.]

厉兑：在足趾，第 2 趾末节外侧，趾甲根角侧后方 0.1 寸（指寸）（图 7-117）。

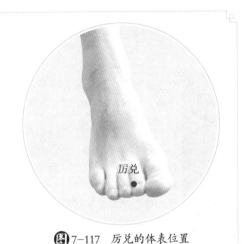

厉兑

图7-117　厉兑的体表位置

咽喉肿痛

概述

咽喉肿痛是口咽和喉咽部病变的主要症状，以咽喉部红肿疼痛、吞咽不适为特征，又称"喉痹"。

咽喉肿痛见于西医学的急性扁桃体炎、急性咽炎和单纯性喉炎、扁桃体周围脓肿等。

病因病机

咽接食管，通于胃；喉接气管，通于肺。如外感风热等邪熏灼肺系，或肺、胃二经郁热上壅，而致咽喉肿痛，属实热证；如肾阴不能上润咽喉，虚火上炎，亦可致咽喉肿痛，属阴虚证。

（辨）（证）

主症	主要临床表现为咽部不适感，如干燥、发痒、灼热、微痛及异物感，一般无疼痛，全身症状不明显，查咽部呈暗红色，或有颗粒状淋巴滤泡增生		
	阴虚肺燥	痰热蕴结	肺脾气虚
兼症	咽喉干疼、灼热，多言之后症状加重，干咳少痰，口干不欲多饮，午后及黄昏时症状明显。咽部充血呈暗红色，黏膜干燥，或有淋巴滤泡增生。舌红，苔薄，脉细数	咳嗽，咯痰黏稠，口渴喜饮。咽黏膜充血呈深红色，肥厚，有黄白色分泌物附着。舌红，苔黄腻，脉滑数	咽喉不适但不欲饮，咳嗽，有痰易咳，平时畏寒，易感冒，神疲乏力，语声低微，大便溏薄，舌苔白润，脉细弱

举病例案

　　张某，男，25岁，于2007年5月27日6：40就诊。患咽喉红肿疼痛，妨碍饮食已3日。伴恶寒发热，口渴便秘。查扁桃体Ⅱ度红肿，西医确诊为急性扁桃体炎。舌苔黄厚，脉数。证属肺胃壅热咽痛。治以清泻肺胃、消肿利咽。取穴：2007年5月27日6：40即辛酉日辛卯时，纳甲法开少商穴，灵龟八法开照海穴，配列缺、合谷、关冲、通里，用泻法。次日8：15复诊（壬戌日甲辰时）仍开照海穴，配列缺、少商、关冲、尺泽，强刺激。留针10分钟，咽部肿痛消失，饮食自如，痊愈。（肖进顺.子午流注针法入门［M］.北京：人民军医出版社，2008.）

少商：在手指，拇指末节桡侧，指甲根角侧上方 0.1 寸（指寸）（图 7-118）。

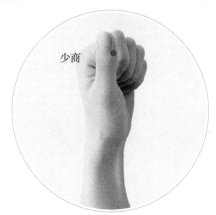

图 7-118　少商的体表位置

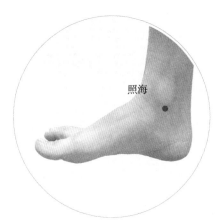

图 7-119　照海的体表位置

照海：在踝区，内踝尖下 1 寸，内踝下缘边际凹陷中（图 7-119）。

列缺：在前臂，腕掌侧远端横纹上 1.5 寸，拇短伸肌腱与拇长展肌腱之间，拇长展肌腱沟的凹陷中（图 7-120）。

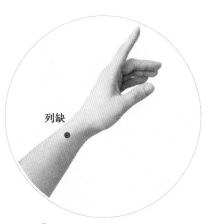

图 7-120　列缺的体表位置

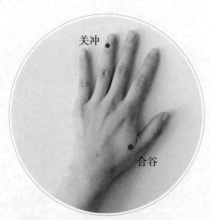

图 7-121 合谷、关冲的体表位置

合谷：在手背，第 2 掌骨桡侧的中点处（图 7-121）。

关冲：在手指，第 4 指末节尺侧，指甲根角侧上方 0.1 寸（指寸）（图 7-121）。

通里：在前臂前区，腕掌侧远端横纹上 1.5 寸，尺侧腕屈肌腱的桡侧缘（图 7-122）。

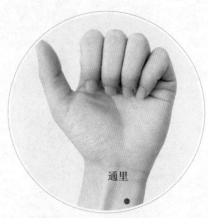

图 7-122 通里的体表位置

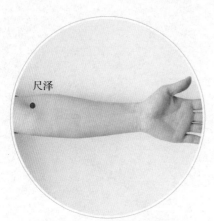

图 7-123 尺泽的体表位置

尺泽：在肘区，肘横纹上，肱二头肌腱桡侧缘凹陷中（图 7-123）。

（本节由曹煜、王定寅编写）

第五节 其他病证

蛇串疮

概述

蛇串疮是以突发单侧簇集状水疱呈带状分布的皮疹，并伴有烧灼刺痛为主症的病证。又称为"蛇丹""蛇窠疮""蜘蛛疮""火带疮""缠腰火丹"等，多发生于腰腹、胸背及颜面部。

本病相当于西医学的带状疱疹。

病因病机

本病多与肝郁化火、过食辛辣厚味、感受火热时毒有关。多因情志不畅，肝经郁火；或过食辛辣厚味，脾经湿热内蕴；又复感火热时毒，以致引动肝火，湿热蕴蒸，浸淫肌肤、经络而发为疱疹。

辨证

主症	初起患部皮肤灼热刺痛，皮色发红，继则出现簇集性粟粒大小丘状疱疹，多呈带状分布，多发生于身体的一侧，以腰胁部最为常见。疱疹消失后可遗留顽固性疼痛		
	肝经郁热	脾虚湿蕴	气滞血瘀
兼症	自觉口苦咽干、口渴、苔薄黄或黄厚、舌质红、脉弦滑数	皮肤淡红、破溃流水、口渴不欲饮、胃纳差、苔白腻、舌质胖、脉濡滑	皮疹大部或全部消退后，局部仍疼痛不止，伴有夜眠不宁，精神疲乏。舌质暗红，或舌尖边有瘀斑，苔白，脉弦

张某，男，54 岁，患者一侧腰胁部患带状疱疹 5 个月，目前疱疹已经消退，但是患者一侧腰胁部皮肤仍然感觉疼痛，舌质暗，苔薄，脉沉细。腰椎 X 光片显示正常。临床诊断为带状疱疹后遗症。患者此前在国外工作比较繁忙，此次回国后欲寻求针灸治疗。按就诊时间 1996 年 10 月 5 日上午 11 时 10 分，经查速查表为乙亥日壬午时，纳甲法开委中穴、足通谷穴，纳子法开心经穴，灵龟八法开申脉穴，予针委中穴、申脉穴、后溪穴、神门穴，另配局部阿是穴，行多针浅刺手法，留针 30 分钟。隔日 1 次，每次约患者 11 时就诊，坚持采用纳子法、灵龟八法，经 5 次治疗疼痛消失。（朴联友.实用时间针法［M］.北京：人民卫生出版社，2006.）

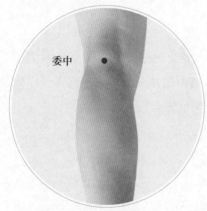

委中：在膝后区，腘横纹中点（图 7-124）。

图7-124　委中的体表位置

足通谷：在跖区，第 5 跖趾关节的远端，赤白肉际处（图 7-125）。

申脉：在踝区，外踝尖直下，外踝下缘与跟骨之间凹陷中（图 7-125）。

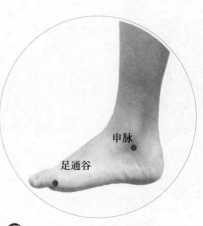

图7-125　足通谷、申脉的体表位置

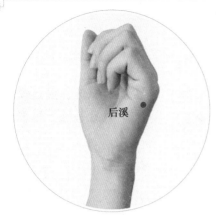

后溪：在手内侧，第5掌指关节尺侧近端赤白肉际凹陷中（图7-126）。

图 7-126　后溪的体表位置

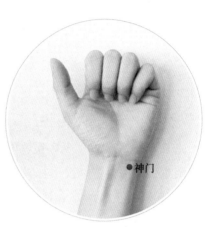

神门：在腕前区，腕掌侧远端横纹尺侧端，尺侧腕屈肌腱的桡侧缘（图7-127）。

图 7-127　神门的体表位置

扭　伤

概述

扭伤是指四肢关节或躯体部的软组织（如肌肉、肌腱、韧带、血管等）损伤，而无骨折、脱臼、皮肉破损等情况。临床主要表现为损伤部位疼痛肿胀和关节活动受限，多发于腰、踝、膝、肩、腕、肘、髋等部位。

病因病机

多由剧烈运动或负重持重时姿势不当，或不慎跌仆、牵拉和过度扭转等原因，引起某一部位的皮肉筋脉受损，以致经络不通，经气运行受阻，瘀血壅滞局部而成。

多为气滞血瘀证，主症为受损部位疼痛剧烈，局部活动受限，痛点较为固定，并与肌肉撕裂的部位相一致，轻重程度不一，受损肌肉痉挛，用手触摸可呈现条索状，可呈现强迫体位。

举病例案

张某，男，74岁。于搬重物时不慎扭伤腰部，右侧腰部疼痛明显1天，弯腰困难，极为痛苦。查：右侧腰背肌紧张，弯腰活动受限。诊为急性腰扭伤。按就诊时间1999年6月13日下午3点20分左右为丙申日丙申时，正值纳子法开膀胱经穴，令患者坐椅子上，遂取双侧束骨穴，用捻转泻法，刺激量至患者能忍耐为度，患者双足踩鞋上，由家人搀扶活动腰部，初起小范围活动腰部，逐渐范围加大，此时腰部疼痛明显减轻，5分钟后行针1次，令患者试着做弯腰动作，活动已不受限，大喜而归。（朴联友.实用时间针法［M］.北京：人民卫生出版社，2006.）

束骨：在跖区，第5跖趾关节的近端，赤白肉际处（图7-128）。

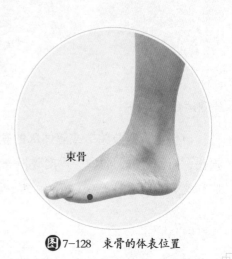

束骨

图7-128 束骨的体表位置

（本节由曹煜、王定寅编写）